U0018302

Supercharging Quantum-Touch Advanced Techniques

彩光量子觸療

12色彩冥想，療效擴大再升級！

艾倫·哈利葉 *Alain Herriott* 著 ｜ 林時維 醫師 譯

彩光量子觸療的禮讚

「自從參加艾倫的超級充能課程及實行色彩冥想後，我的感覺一直是這麼好，真的令人難以置信。它在我的生活中產生了巨大的變化。我變得更快樂，更平靜，更加有愛，以及更寧靜並充滿自信。我可以用恩典及愛來處理並看待我未來的路途。謝謝你，艾倫及量子觸療，在所有方面提升我的生命！」

—— 希瑟‧邱吉爾（Hether Churchill），自然療法醫師

「我還在嗡嗡作響！艾倫……有知識，有能力，富有慈悲心及一顆清明的心！」

—— 布洛克‧施瓦茨（Brock Schwartz）

「清楚呈現並容易理解。艾倫的思考，擁有令人難以置信的直覺、洞察力及敏感度。」

—— 吉尼‧凱爾（Gini Kyle）

「超級充能課程教授的技術，是在所有層次的生命內真正的變化。這項工具提升了療癒師及正在做療癒的人，他們的創造性高度超越我曾經感受到的任何其他技術或療法。」

—— 卡羅‧蘭德拉姆（Carol Landrum）

「這是我過去三十年最好的自我發展課程。許多新的想法和新的方法，是我從來沒有可能想到的。真令人驚喜！」

—— 達米安‧勒博（Damien LeBeau）

「我未曾在我的生活中感覺到這樣的強度、能力及自信。我的療癒力量呈級數增長。『12色彩冥想』真是不同凡響。艾倫是一個富有慈悲心、溫柔及培養教育的老師。」

—— 山姆‧謝伊（Sam Shay）

「這真是一份美妙的禮物！這個研討會確實開啓我達到更高的意識及能力，讓我取得一個新的且令人難以置信的工具，不僅運用在我的療癒工作上，也在我的日常生活中使用。 非常令人印象深刻。」

——埃里希 · 索莫斯（Erich Sommers）

「我學到的，比我想像或期待的更多。介紹及解釋得非常好。」

——賈桂琳 · 卡森（Jacqueline Carson），自然療法醫師

「令人驚訝！艾倫以非常有趣和輕鬆的方式來教授資料，同時給予所有參與者最大的尊重。用很清楚的方式及適當的細節來解釋教材……」

——里克 · 科羅斯坦謝斯基（Rick Korosteshevsky）

「這個課程超越了我最瘋狂的夢想。我想它超越過往，並且是一個可能的全新觀點。」

——維吉尼亞 · 蘭道（Virginia Randall）

「艾倫是一個優秀的導師。」

——亞瑟 · 菲利普 · 薩頓（C. Phillip Sutton）

「艾倫是一位傑出且珍貴的導師。任何想要加強他們量子觸療體驗的人，都應該參加這個課程。你會感到驚訝和高興！」

——伊馮娜 · 唐納森（Yvonne Donaldson）

「我知道量子觸療將會是這個變革時刻的一個積極聲音。當我們用心的振動去接觸人們時，事情會變好，人們被療癒，地球也是的。艾倫，感謝你的巨大能量和鼓勵。這真是沒有極限啊！」

——瓊 · 德比謝（Joan Derbyshire）

謹獻

感謝理查（Richard）、喬迪（Jody）、
瑪麗（Mary）、吉娜維（Genevieve）
和莫莉（Molly）。沒有你們，這本書
不可能完成。

——艾倫·哈利葉（Alain Herriott）

目錄
Contents

Chapter 1 >　掃描及呼吸：開啓與身體的溝通　20

Chapter 5 ▸ 以開放的心，探索新的療癒方式　**132**

Chapter 6 ▸ U-NAN：與知識、富足、愛及長壽的連結　**138**

Chapter 7 ▸ 聚焦能量的方式和可能碰到的問題　**166**

Chapter 8 ▸ 共振的再探究　**176**

【推薦序1】
三項祕技，療癒效果更提升

　　量子觸療經過了二十年的發展，美國總部自2017年元月1日開始，初階課程啓用了最新的教材，要求導師遵照教材內容授課，學員都會拿到一本精美的學生手冊，上課時不需要抄筆記，更能專心聽講及進行練習。在高階課程方面，早在2016年初就已經提供學生手冊給學員們；總部更鉅資向日本沖繩醫學院買了人體解剖圖放在手冊中，圖片非常精美，讓非醫事領域的學員也能藉由參考相關的解剖圖，進行心波的療癒。如今，要成爲量子觸療療癒師與導師的資格要求也越趨嚴格，與十年前已大不相同。

　　由艾倫‧哈利葉所撰寫的這本《彩光量子觸療：12色彩冥想，療效擴大再升級！》，原文書在2006年出版，雖然距今已有十年，但當中許多內容詳細地說明了量子觸療在操作上的細節，仍然是非常經典的解說。例如，學員們在課堂上常常提出爲何要用「三明治手勢」，而不建議用單手做量子觸療？這就與能量是否「會合」有關，在書中第三十五頁就有明確的解釋。在脈輪的運用方面，也能讓學過量子觸療初、高階的學員們，更清楚如何「旋轉脈輪」。對於學習過量子觸療課程以及有興趣學習量子觸療的朋友們來說，這是一本絕對值得閱讀的參考書籍。

　　另外，書中介紹的三個主要技術 —— 12色彩冥想、U-NAN圖案的運用，以及彈性光能繃帶，正是艾倫‧哈利葉的強項。這三項技術

都需要使用量子觸療的呼吸及掃描方法，學過量子觸療的學員們可以嘗試結合這些技巧，讓療癒的效果更加提升。非常可惜的是，目前的量子觸療課程內容並沒有將這些技巧納入教學範圍中，而艾倫這位宗師級的導師也已離開量子觸療總部，自行創立了 The Wonder Method（參考官網：thewondermethod.com），網站上有三個課程可供學習，也頒授療癒師、教練及導師的資格認證。有興趣的讀者，不妨自行上網查詢。

在此，非常感謝橡實文化給我這個機會，向讀者簡單介紹量子觸療目前的發展狀況；感謝林時維醫師翻譯這本《彩光量子觸療：12色彩冥想，療效擴大再升級！》，讓我們能用熟悉的中文，深入地了解這些技巧的奧祕；更感謝位於香港的「華人量子共振協會」的指導，讓量子觸療在台灣、大陸、香港、澳門，發揚光大。

陳雄康（Kapler Chen）
台灣首位量子觸療高階導師

【推薦序2】
色彩冥想：量子觸療的全新境界

　　五年前，我以為我只是在對一間位於俄勒岡州艾許蘭的演講廳進行現場勘查，但我怎麼也想不到一位辦公室經理瑪麗・德爾（Mary Derr），很快就會改變我的生命。

　　她的印第安原住民全名是瑪麗・「白鷹」・德爾，任職於尼爾・唐納德・沃爾什中心。在參觀完演講廳後，我問她是否想體驗量子觸療。當我在她的膝蓋運行能量時，瑪麗開始告訴我有關於能量的精微細節，如在次原子層面下的運作，並描述細胞內發生了什麼及其他一些事。

　　起初，我以為她像我以前見過的許多人一樣，是在講述他們在心靈或精神層面所感知的一切。多年來，我已經為這種情況開發了一個測驗。在沒有說一個字或做一個動作之下，我徹底變換運轉的能量，看看觀察者是否注意到我在做什麼❶。到目前為止，只有兩個人通過我的測試：羅莎琳・布魯耶（Rosalyn Bruyere）和艾倫・哈利葉。

　　在花了幾分鐘聆聽瑪麗說明在我的療程中所發生的一切奇妙不尋常的細節後，我開始不經意地渦旋手中的能量。不到一秒鐘，瑪麗大叫了起來：「喔！我的天啊！我從來沒有見過這種旋轉的能量！」我立刻知道，我遇到了一位真正能看到能量的人。

---

❶ 譯註：詳見《量子觸療好簡單》，第132頁。

　　第二天，我花了一些時間與瑪麗交談，發現她已創造了一些驚人的療癒技術。她參加了我的演講，靜靜地坐著。在我示範量子觸療時，雙眼睜得大大地。她後來解釋說，當我運行能量時，我的能量場大規模地擴張著。在俄勒岡州梅德福的量子觸療研討會期間，瑪麗告訴我，房間裡的每個人在運行能量時，比她以前目睹過的情況都更好且更強大。

　　課程結束後約一個星期，我接到瑪麗的電話，感到十分興奮。她表示她已經開發了一系列使用量子觸療的新方法，它們融合了她多年研究的發現。這些技術允許一般人將療程的效果加倍，且效果可持續長達原先時間的兩倍。

　　她的承諾是真實的；她的方法是效果卓著的。

　　我希望她願意與他人分享這些強大的新技術，然而像瑪麗這樣神奇的能量觀察者及療癒者，作為一個教導者並不是她的人生志向之一。她喜歡吉普賽式的生活，並不願被約診和時間表束縛。我很幸運地找到了艾倫·哈利葉來取代她的位置——他已經具備了看見能量的高深能力及技巧。他開始接受瑪麗的訓練，並為這項技術增加了奇妙的深度，從此在美國及國際間成為一位廣受好評並受人尊敬的老師。

　　艾倫有一項主要才能是運用他非凡的能力，以一種簡單的對話方式來溝通，幫助人們舒服自在地學習新的技能。除此之外，他在研習會中帶來了深刻的智慧——一種可幫助人們放鬆、容許、開放、成長及接納更多的智慧。經過多年的超級充能課程教學，艾倫的見解及經驗，再加上瑪麗的貢獻，真正把這項技能提升到一個全新的境界。

　　對於那些希望提升量子觸療技能到一個嶄新的或甚至更高層次的

人，我衷心推薦這本書。還有那些想要更深入精進者，他們肯定會喜歡超級充能課程DVD及現場課程講習會。

祝一切順利！

理查・葛登（Richard Gordon）
量子觸療創始人

【譯者序】

療癒身體，同時療癒情緒層面

《彩光量子觸療：12色彩冥想，療效擴大再升級！》是一本基於超充能量子觸療（Supercharging Quantum Touch）課程的高階實用手冊。這與核心本質蛻變（Core Transformation I, II）都是美國量子觸療機構在2003年至2009年的高階量子觸療課程，後來的高階量子觸療課程修改為量子觸療2.0，這部分的研習會課程部分也宣告停止。

對於我們這些幾乎從一開始就加入量子觸療團體的「老骨頭」們，艾倫‧哈利葉（Alain Herriott）所主辦的高階課程，是我們成為量子觸療療癒師及量子觸療課程講師的必備條件之一。艾倫可以「看見」能量，同時用其他四種感官加上了解能力來感知能量（細節請見內文），他能帶著你下到第八脈輪，打開能量噴泉到頭冠，再引下第九至十二脈輪，進入體內，最後打通中脈。他總是開玩笑說：「練氣功的人可能要花五至十年才能打開中脈，我們只要五到十分鐘就完成了。任何能快速達成的事，何樂而不為呢！」你只要讀完本書第一章，並按照裡面的練習，按部就班地執行，你也可以辦得到！

本書的另外兩個「亮點」就是「12色彩冥想」及「U-NAN圖案」。這兩種技術以及所衍生的各種方法，都記錄在本書當中，用非常口語化的流程，也是可以讓你一步一步地照著做就好了。如果你願意練習，可以用超快等級速度提升自己的能量，運用在對自己及客戶（他人）的療癒上。另外，還可用於體重問題（減重或增重）、全知、全愛、全有、創造現實及反轉老化等，都有詳細步驟，全部都在

書中，就看你有沒有意願和時間去「享受」它們。

艾倫的療癒特長中，還有一種情緒療癒的對話，幫客戶像剝洋蔥般地找到問題的核心，再用能量的方式去釋放它們。這是因為情緒所造成的能量阻礙，幾乎是阻止能量「會合」的重大因素。如果一個量子觸療的療程似乎沒什麼進展，情緒問題就可能是下一個需要處理的狀況，如上所述詳細步驟，全部都在書中。

翻譯這本書的另一個主要意義，在於銜接《量子觸療好簡單》的技術、理論的說明，大概你想得到的初階量子觸療問題，在第十一章問與答中都能找到解釋，另外還有進一步對齊並平衡骨盆、枕骨、鎖骨、肩胛等步驟。艾倫還提供了自己在感知能量工作上的獨特見解，那就是「能量是否會合？」、「與組織對話」、如何感知能量的練習及在多重層次（空間）中工作。這些都值得想要使用初階量子觸療技術，或是從事能量療癒工作人士，可以詳細體會及研究。

就如艾倫所言，能量就是能量，沒有好與壞、高與低、對或錯的分別，就只是振動與訊息的多寡差異而已。至於你如何去培養、調整、共振、發送、感知、理解、形容、探知……，這些都是由你自己的觀點來出發。不過就如艾倫常說：「宇宙是仁慈大方的，只要你完全願意來學，祂就完全願意來教。」

各位讀者在閱讀本書時，如有任何問題，歡迎到臉書粉絲頁：QuantumTouchTwBooks 提問，我將盡己所能回答各位。

林時維

量子觸療（Quantum Touch®）療癒師及初階、高階課程講師
奇妙療法（The Wonder Method®）療癒師及初階課程講師訓練

【前言】
重拾你與生俱來的自然感知力

　　我們憑藉經驗，可以改善一種技術。這本書，就是這些進步的成果。

　　超級充能量子觸療是標準量子觸療技術的進階。你在《量子觸療好簡單》中學到的一切，都是實用的。超級充能加速了標準量子觸療技術的效果：使結果發生得更快，身體受到更深的影響，並且增強將能量導引到指定區域的能力。

　　本書中的技術，是設計來教導你如何達到更好的成效。你將學習如何調整雙手能量的輸出，並更有效地聚焦能量。當你閱讀完本書，應該會發現你的能量輸出已是原先的三倍或四倍了。（若是參加現場課程並與講師面對面，會比較容易學習當中的一些技術，但絕大部分都可以經由閱讀此書即可。若能同時參考研習課程DVD，就更好了。）

　　當我們自己及客戶在向每一個階段的變化邁進時，所有人都會給予一個機會，用一種嶄新的信念和看法來審視自己。許多在這些資料中所提出的技術，將要求我們去加深自我的感知，並鼓勵我們在自我探索的旅程中開拓自己。

　　所有的一切都是關於專注、聚焦及流動。你願意放棄多少先入為主的概念，並且願意進入一個我稱之為「容許」的空間？這本書將幫助你經由探訪「真正自我」的面向，更加開放你的自我感覺，同時也

會教你如何將這些融入你的日常生活中。

　　這是一本實際運用及實作的書。我們將徹底複習如何使用這些療癒技術，以及如何改善它們的效果。在理想情況下，你應該會愉快地閱讀這些資料，因為那些運行能量所產生的問題，將會得到足夠且完整的解答。

我的能量工作經驗

　　我的旅程，朝向成為療癒者及感知者，是從高中時期開始：我開始質疑老師和整個世界向我呈現的現實。我經歷了1960年代的反主流文化，並在70年代開始練習瑜伽。我把冥想專注於「看見」能量，而經過約一年半的時間，我開始能看到光暈、氣場。我持續加強這一方面的學習。我發現我是一位自然的能量「感知者」，這意味著我能感覺到能量在身體內的活動。因為這是我與能量之間最基本的關聯方式，而我總是從開放自己的感知開始。隨著時間的推移，我發現我可以聽到、聞到、嘗到、看到、感覺及了解能量。特別是在練習氣功的六個月後，增加了許多與生命力互動的能力。我開始明白，對於每一個人而言，人們感知能量的方式都是獨一無二的。沒有一種感知能量的方式會比另一種更好。在生命的某個時刻，每個人都可感知到能量。而且幾乎從出生開始直到大約六、七歲之前，每個人都可在某種程度上感知到能量。但通常也是在這個時間點，人們開始接受文化或同儕團體的觀點，並開始阻礙這些「細微」的感覺。大多數人都可以重新學習或重新認識自己的自然感知能力。這些能力被扼殺的頭號可能原因，就是因為自我懷疑——不相信或不信任你所感知到的。

【導論】

超級充能量子觸療的緣起

能量或是「氣」，並無所謂正或負的差別。能量就是能量。在療癒工作中，能量如何被導引或使用的方法，決定它對客戶的身體、情緒或兩者的影響。在身體和心理，以及意識和意識外的層次，客戶如何接受能量，則是另一個重要因素。

本書提出的許多想法，源自於一位名叫瑪麗·德爾的女性。天賦異稟的她，從三歲開始就有能力「看到」所有境界和領域。瑪麗有四分之一的拉科塔蘇族血統，她從事美國原住民的靈性工作，並研究許多古老的療癒方法。她還爲許多原住民長者擔任「預測者」的職位。她伴隨Onieda / Ozarian長輩及祖母卡（Grandmother Card）的作者「祖母·梅根·灰狼·女人」有五年時間，並有幾年擔任尼基·史考利（Nicki Scully）薩滿旅程的先知職務。瑪麗曾去過許多國家，在經過十五年的能量模型實驗，以及觀察不同文化背景的人們和他們的能量特徵後，她已經發展了一些有效的療癒技術，並且對其加以改善。這些都能運用在所有各種族及種族的組合上。當理查·葛登遇見她並且介紹量子觸療時，她發現將她的研究與量子觸療結合，會是很好的融合。由於她希望能擴大自身能量療癒工作的發展性，因而創造了超級充能量子觸療課程，以及這本書。

這本書中有一些技術是來自於我，特別是強調「容許」、能量聚焦點的想法，以及其所伴隨的方法。我也對處理某些特定問題的程

序，加入了原創性的努力。理查‧葛登也對上述看法提供見解與澄清，並且協助創造了一些特定的技術。

感謝量子觸療機構，賦予我向公眾展示超級充能課程的權力。在我主持的課程中，觀察了成千上萬人的能量流，從中所學到的，以及宇宙與我分享的，都擴展了我自己的知識。當你練習這些方法時，請持續擴展你的知識。我們每天都會學習到更多。讓自己來實驗、成長並超越這些練習。生命是一個不斷成長的過程，使自己成長，成為自己的原我，這將有益於全人類。

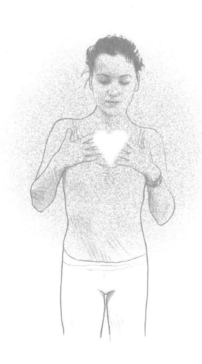

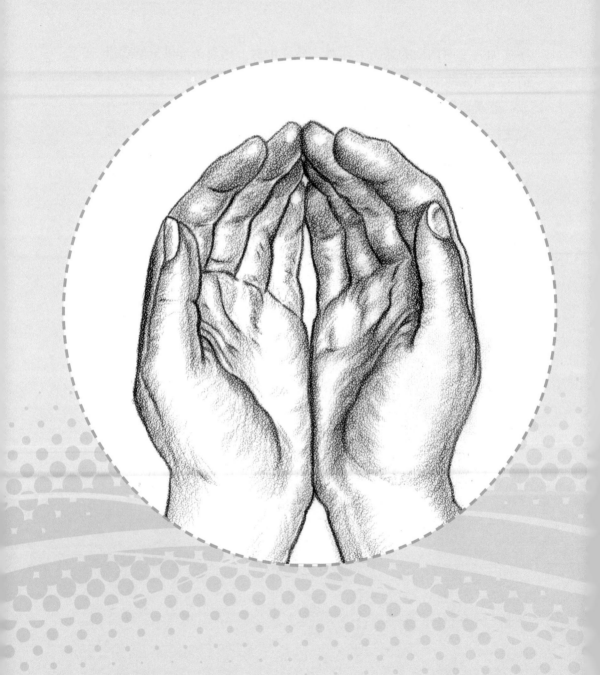

1
掃描及呼吸：
開啓與身體的溝通

呼吸的無限可能充滿了每一時刻，
持續的潮汐消長，孕育了我們全體的生命。

擁有一顆開放和接納的心

　　每個人的學習途徑都不盡相同：有些人經由感覺，有些人經由具象化，還有些人是透過書面上的文字。當你接觸這項新領域時，可以在你的經驗中，選擇對你最有效的模式，例如：感覺、聆聽、閱讀、想像、模擬或轉譯。這裡所提出的每項練習，都是起源於感覺或是針對感覺面來描述，主要是因為感覺是經驗量子觸療的重要方式之一。然而，當你嘗試這些技術卻似乎沒獲得什麼成效時，只要去想像它即可。長久以來的經驗一再顯示，特別是在能量的運作上，起始於我們的想像力。能量遵循想法或意念，這意味著能量的移動在於你如何聚焦及在何處聚焦於它。使用這些技術並加以練習，短期內就會讓每一個時刻充滿令人驚奇的效果。

　　本書在寫作上做了幾個假設，其中最大的假設是：你已經閱讀了第一本書《量子觸療好簡單》，並且練習了其中的內容。第二個假設是：你已經獲得了足夠的療癒工作經驗，並且已注意到一些微妙的細節變化。

　　我將解釋如何有效並輕鬆地療癒你的客戶，就如同最好的量子觸療療癒師一樣。我還將帶領你超越這個層次並進入到新的領域，無論是針對任何問題、計畫或挑戰，你都會感到有足夠的信心去取得必要的工具來實現你的目標。

　　成效卓著的量子觸療療癒師的特性是什麼？

1. 他們同時經由身體內部及周圍來聚集能量。

2. 他們直覺地使用特定的顏色來發送能量，因而影響改變對象的特定身體部位。

3. 他們靈活地、趣味地並且用愛來發送能量。

4. 他們允許自己對一個問題嘗試不同的方法，並了解到他們是爲客戶的最高利益而提供能量。在這種態度下，他們擁有創新的方法及有趣的過程。

讓我們從呼吸步驟開始。

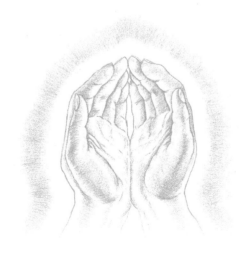

進一步探討掃描及呼吸

教導學生時，我會觀察的第一件事是，當他們掃描及呼吸時，能量是如何流動的。最重要的就是放輕鬆。許多人就是操作得太用力和太辛苦。在某種程度上，他們覺得需要採用強迫、推動的方式來運作。但是在運轉能量上，去強迫成效發生，可能是最具反效果的態度。以下是一些可幫助你放鬆的方法：

● 時常稍微甩動你的身體，放鬆該部位的各種僵硬和緊繃。
● 用「遊戲」的心情來工作。玩得開心！玩樂的態度，是平穩及順暢的能量流動之關鍵。
● 將每個療癒過程視爲一項經驗，而不是需要執行的工作。

何謂「同頻化」？

我們運用量子觸療呼吸法來提高我們的振動、聚焦能量並使用我們的意念（至少在最初時），將能量導引向我們想要此「更高振動」的作用點，然後等待其反應。這種行爲稱爲「發送」或「提供」能量，這是一種定向的意念。當我觀察人們這樣做時，會看到能量進入且影響特定區域，並向外擴散。也就是說，特定區域與療癒能量「同頻化」（Entrainment）。

另一方面，當我觀察人們用他們的雙手創造一個能量圈，卻沒有連結或導向一個特定區域時，效果只會有輕微的表現，而且客戶經常

說他們只有輕微的感覺或甚至沒有感覺。當療癒師改變他或她的能量聚焦，並集中到一個特定區域，我就會得到發生變化的感覺，客戶也同樣可以感覺到。因爲這個原因，我會認爲這個過程是在「發送」能量。

歸根結柢，我認爲這是一個語意的問題。感覺就像你是在「發送」能量，但實際上可能是你在與此特定區域共享療癒能力，同時提高能量振動水平。發送能量的過程，只是在喚醒身體本身的療癒能力，就如同一種刺激物的效果。身爲療癒師，我們提供能量，然後客戶的身體會來響應。如果客戶身體可以接收並保持新的振動，那麼這個更高的振動，就是解開身體不平衡的解決方法或關鍵。如果客戶不能保持新的振動，或者只能保持短暫的時間，那麼只可依當前狀況盡可能地完成身體的改善，其餘的能量就無害地被吸收到身體其他結構中。

放鬆並使用整個身體

當我看人們在運作能量時，許多人僅僅是在他們身體的外表上聚集能量。雖然這是有效的，但是如果你能同時也經由身體內部來聚集能量，能量將會更強大。身體就如同一個透鏡，可以聚焦能量。因此，你越將能量流經身體，所聚集的能量就越好。你會想感覺或覺知同時穿過身體內部及身體周圍的能量運行。你會發現，當你更加地將意識專注於移動能量，讓它流過身體，身體周圍的能量便幾乎是自動地隨之移動。更具體地說，在你釋放所有身體的緊繃之後，你在吸氣

及呼氣時，都要注意到能量的掃描，並且更加留意身體內部的感覺。僅僅是關注此內部掃描，便將顯著地增加更多的能量流。起初，這樣運作會讓人感到很吃力，但在很短的時間後，就會變得自然而且自動。

簡言之，能量流動的主要障礙是：

1. 在你掃描及呼吸時，繃緊身體的肌肉。

    ● 手肘的緊繃，是一個很常見的問題。請主動地放鬆這個部位。

    這也適用於雙手的狀況。有些人的雙手有著驚人的緊繃張力，彷彿緊握手部，就能強迫能量更深入到客戶的身體內。但是，相反的做法才是正確的：你越放鬆，成效越好。放鬆狀態使得能量更容易運行。

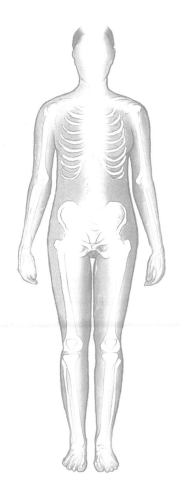

經由身體內部來做能量掃描

◆提示：你可以對自己執行這樣的測試，來監測現時張力的大小。請別人輕輕地抬起你手上的一根手指，大約兩公分高，然後放下。你是否允許手指被抬起？抑或是你自己舉起手指？理想情況下，如果你完全沒有施加張力，別人就能輕易抬起你的手指；而當他們放開時，你的手指會自然落下並發出「啪嗒」聲。

2. 另一個會阻礙能量平順流動的主要障礙是，只在吸氣時感覺能量掃描經過身體，呼氣時只注意到手部，而不是從頭頂到頸部，再經過整個手臂到手部。請注意：你的手臂是身體掃描的重要組成部分，所以一定要在呼氣時經過它們來發送能量。如果你省略手臂，你將減少「能量聚焦透鏡」的數量，因而降低你的能量輸出。

如何知道能量是否會合

　　我發現在我的能量工作經驗中，如果你將能量導引到組織（或任何其他區域）的特定點，當它們會合時，將提供非常有效的療癒效果。這是本書最重要的基本概念之一，也是一個相當簡單的想法。在組織中選擇一個適當的位置點，並使用你的意念將其定位為能量流的目的地。一旦能量開始在這個隨意設定點上會合，它將會被傳輸到最需要的位置，並獲得最大的療癒益處。

　　這個能量的會合點，將是你在療程中的新指標或檢查點。

　　當你將能量傳送到雙手之間的會合點時，你不需「確知」這是否為一個完美的位置，任何你在直覺上的選擇點都可以。當你無法如三明治般將該區域夾在雙手中間時，請考慮使用「三角定位法」。在三角定位法中，你的兩個手掌作為三角形中的兩個頂點，能量會合的位置就在第三個頂點。

　　當你在進行一個療程的期間，要時常問自己：在整個療程中，能量是否有會合？你有感知到能量穿透客戶的組織，並在某一點會合嗎？這對於是否能快速得到效果，是非常重要的關鍵。一旦能量會合了，它將流向身體最需要的地方。以下

能量會合於一點

是一些要記住的檢查項目：

- 我的雙手之間，是否存在著能量的連續感或交流感？
- 當我想像雙手分解、融入客戶並匯集在我想要的能量會合點上，我有感覺到在這個空間中，我的雙手會變成「一隻手」嗎？
- 當我想要與所希望達成的能量會合點進行聯繫時，我可以與其進行非常親密的對話，抑或是有如相隔在房間兩端？

執行這些檢查項目，並作爲療程的指引。然而，重要的是，不要過度關注在這個「點」上。你確實希望能量能到達此處，但是一旦它到達之後，就讓它流向它想要去的地方。能量會遵循意念的指引，如果你緊緊地抓住「它必須存在於此處」的想法，這將抑制能量所能達成效果的潛力。

在起初階段，這些想法似乎會使你的療程變得複雜，但這些資訊的目的是在增強並協助你已經在使用的方法，而不是使它們複雜化。我只是爲你舉例說明，量子觸療的療癒方法可以多麼的有效。如果按照這些步驟進行，大多數人只需要一些練習，就可以達到非常有效的成果。雖然我現在已可自動地使用這些方法，但在最初時，我仍需要把它們分成幾個步驟，並慢慢地將它們納入我的療程中。請記住：放輕鬆，玩得開心，觀察結果。你會驚訝地發現，這一切很快都會變得自動化。

使用三角定位法

什麼是阻礙模式？

我們的願望是，能量可以在特定點會合，以達到最佳結果。這有時是一個緩慢的過程。當我以前只有基礎量子觸療技術時，曾經需要長達四十五分鐘才能做到這一點。這種延遲效應是由「阻礙模式」所引起的。此種阻礙模式的體驗感覺，因阻礙的嚴重程度而異：

1. 在操作量子觸療呼吸法時，阻礙模式的表現是允許能量通過並進入，但是無法集中會合在一點。或是

2. 感覺上，能量就像被發送到一個無底洞。在這個及上面的例子中，沒有感覺到能量的連續性或流動感。任何大小的阻礙（甚至薄如一張紙），都屬於相同的模式。

3. 另一種阻礙模式的例子是，當能量進入時，卻感覺只有二點五公分或五公分的深度。或是

4. 當能量進入時，感覺就像你的手被推開，遠離該處。這通常表示有情緒阻礙的問題。

5. 一種比較輕微的阻礙模式是，能量可以進入，但感覺好像要推著它穿過厚厚的棉花。一個學員將此描述為「穿過一罐太妃糖」。

6. 另一種辨識阻礙模式的方法是，你的手只是稍微有溫熱感或完全沒有溫熱感（如果溫熱感是你體驗能量的感覺）。

突破阻礙的方法

有兩種方法可以處理阻礙模式：一種是提高「電壓」或是發送給客戶的能量強度（如下所述），另一種是使用「容許」技術。

為了增加「電壓」強度，我們使用稱爲「擴增」（Amplification）的程序。這種技術會開啓身體的中脈，這是從會陰到頭（或冠）的頂部，有時被稱爲「般尼克通道」（pranic channel）。（在氣功中，打通中脈是一項最終極的目標，可能需要多年的練習才能實現。使用這項技術，你可以在幾分鐘內完成同樣的壯舉。能夠縮短學習的路徑，總是快樂的！）開啓這個中脈，可以讓我們取用更大的能量流。

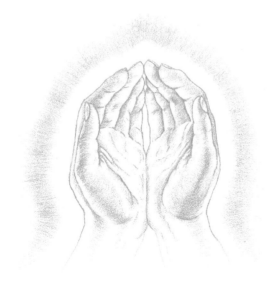

開啓中脈的功用和方法

中脈開啓後的功用是，讓天與地的能量可以不受阻礙地流經人體，並將其集中且導向療癒區域部位。

開啓中脈後，會使得身體像沙漏一般地運作。想像在身體中間的中脈，就類似沙漏中間的狹窄頸部，上面的天是一個能量的儲存庫，下面的地是另一個能量的儲存庫。當從這個觀點來收集能量時，無限量的能量便可經由療癒師分流到客戶端。你甚至可以經由這種方式，暫時開啓客戶的中脈能量流。我們將在稍後做這個練習。自古以來，我們所有人的中脈在出生時都是開啓的，直到大約出生一年後。一旦我們經歷生活的艱苦考驗，中脈就開始關閉。

我們將使用12脈輪模型的擴增技術來開啓中脈。關於脈輪有很多模型及理論，為了簡單起見，我們將假設只有12個脈輪。以下描述這個技術的解釋和步驟。

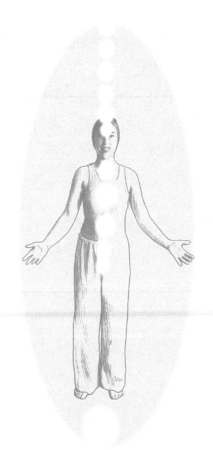

12脈輪模型

擴增技術過程解說

　　擴增技術的第一步是，高度集中關注於身體的內在。我們大多數人都認爲身體是次要的，但這是不正確的。我們通常只專注於周遭發生的事物，或者我們正忙於聆聽自己內心的獨白。我們可能正在想著午餐要吃什麼，或在聽他人說話，或在質疑別人的行爲等等。請把這些先擺在一旁，放開這所有的一切。如果這內在的聲音、對話仍然持續下去，請不要擔心，就讓這些喋喋不休的聲音、言語自然存在就好，但不要讓自己隨之起舞，或允許它們分散你的注意力。

　　放鬆自己，讓每一次的呼吸都使你變得非常寧靜安定。集中專注於內在；了解內在的感覺。完成此步驟後，你應該有一種更強的感知及覺受，就如同自己處於身體內部，這是一種提升的意識感。在這個階段，是讓這種意識沉靜下來通過你身體的時候。放鬆你的頭部，接著是頸部、胸部、腹部、骨盆、大腿、膝部、小腿、腳踝及腳掌，像是被柔和的微風吹落的羽毛，讓輕鬆感流穿過你。

　　當你注意到腳時，讓你的感知停留在腳上一會兒。然後讓你的意念沉降進入到地下。請確定你的專注意念是通過雙腳而進入地下。（我們這些使用第三眼的人，會傾向於完全通過第三眼來過濾我們對外在世界的看法，這將會把我們注意的焦點移到自身之外。在使用這個技術時，我們希望將關注點只集中在我們身體的內部。）如果你想使用你的第三眼來觀察並使用它來感受你進入地下的方式，也是可以的；然而，你的「視覺」關注途徑還是需要經過雙腳。

當你將你的關注點沉降入地下更深處時，這是察覺有何感受的適當時機。第八脈輪位於地面以下很近距離的位置，所以如果你下降得太快，便有可能會直接穿過它（如果你沒有找到它，請「返回」到你的腳，讓你的意識再次沉降下來，就好像你把一支尺插入地面，一寸一寸地進入）。讓自己放鬆地進入這個新的有利位置，環顧四周，以便讓你可以察覺到發生了什麼。這個經驗像是什麼呢？

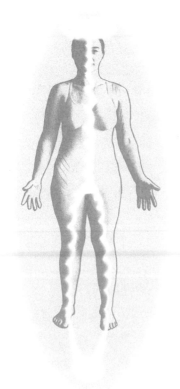

將第八脈輪向上提升

在你向地面沉降時，通常你會感知或感覺到一個圓頂狀，或是從下方「往上推」的感覺，偶爾這種感覺會一直延伸到你的膝部（如果真的如此，請從膝部往下「看」，觀察所發生的狀況）。當你沉降下來時，常見的感覺是像碰到一個彈性層或膜，就如同在蹦跳床上彈跳一樣。另一種描述這個空間的方式是，就像你身處在一個巨大的盆地或大海的內部，而不是在它們的表面。它也可以像是一棵植物向上生長、穿過地表的感覺。無論你如何感知它，這就是第八脈輪的空間。

如果你第一次嘗試後並沒有得到什麼感覺，只要去想像這麼做會是怎樣的感覺即可。能量是被意念所引導，持續練習後，你最終會有每個脈輪的實際體驗。

一旦你找到第八脈輪（感知或感覺到它），用你的意念使它形成一個球體，大小及形狀如一顆足球或哈密瓜。

旋轉它，或者想像你在旋轉它。當它非常快速地旋轉時，將其分成兩個旋轉球體或兩個旋轉能量流。在一次的呼吸─掃描中，吸氣並將它們提升（仍然旋轉著）經過雙腳、雙腿（在會陰處會聚成一個旋轉球），通過中脈，穿過身體，直達頭頂。讓它懸浮環繞在頭頂，猶如一個甜甜圈（像是戴在髮際線上的帽子邊緣，或是光環）。

讓這個「甜甜圈」張開，猶如盛開的花瓣。這使它看起來很像是一個旋轉漏斗。

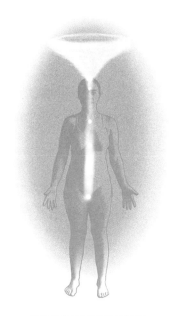

像漏斗般開啓第八脈輪

使它保持旋轉。這樣的旋轉，允許通過中脈所產生的通道保持暢通。這個畫面就像是水沿著一個在頂部擴大的漏斗或排水管，暢通無阻地往下流，直到會陰處。

◆提示：以下的練習中，在旋轉每個脈輪後，它將繼續自行旋轉長達一個小時。設定後就不要再理它，讓它自己旋轉，然後移動到下一個脈輪或步驟。

將注意力放在你的大腦中心。想像自己大腦中有一個用線拉住的漂浮氦氣球。想像這個氣球通過你的頭頂，飄到第九脈輪。第九脈輪位於頭頂上方二十五到三十公分處。找到第九脈輪後，將它塑造成如小柳橙的大小及形狀。旋轉它。慢慢地牽拉、導引、下降經過你的頭頂，通過中脈，一直到達腹部，直到它停留在第二及第三脈輪之間（大約位於肚臍的位置）。當它下降時，請注意它是直線下沉還是到處漂移（如果它傾向於會漂移，更快的旋轉速度將有助於讓它保持在中央）。

　　將它在肚臍區域旋轉片刻，這會使你感覺到非常有能量感。一旦設定好後，就不要再理它。

　　對第十脈輪重複同樣的步驟。總是從你的大腦中心開始。抓住綁著氦氣球的線，讓它經過你的頂冠、第九脈輪到第十脈輪。位在你剛發現的第九脈輪再往上大約二十五公分處，延伸你的意念去連結。將第十個脈輪塑造成如小柳橙大小及形狀的球體（用你的心靈之眼），旋轉它。經過頭頂將其下降到胸部中心。用甚至更快的速度去旋轉它。

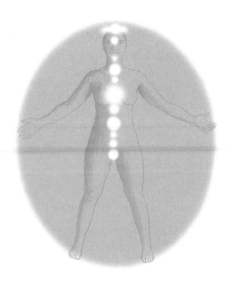

身體內的第一至十二脈輪

向上尋找第十一脈輪。它位於你發現第十脈輪處的更上方約二十至二十五公分處。將它塑造成如小柳橙大小的球體並且旋轉它。讓它通過頭頂，進入你的大腦中心（當這個脈輪下降經過你的頭頂時，似乎常常會收縮到比一顆高爾夫球稍大的尺寸）。旋轉它。

延伸你的意念經過頭頂，找到第十二脈輪。它位在你發現第十一脈輪處再往上二十五公分處。將它塑造成如小柳橙大小的球體並且旋轉它。讓它下降到頭頂的頂輪，使球體的底部只是接觸頭頂，就像一個旋轉的陀螺。讓它去旋轉。

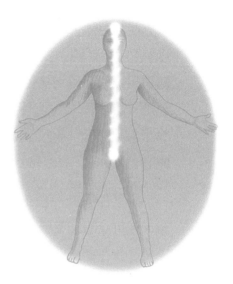

在中脈內旋轉第一至十二脈輪

使用四或五口的「火呼吸法」（記住，它的定義是經過口部快速呼吸，如風箱一般），然後「同時」渦旋或旋轉第一至十二脈輪。使所有的脈輪可以像是一個單一單元來旋轉，猶如一根直徑約四點七五公分的圓柱，往你感覺任何適合的方向去旋轉。

此處的關鍵是旋轉這個能量柱時，所獲得的感覺強度。這不在於你選擇的旋轉方向，或甚至是一個特定的影像，它僅是關於強度而已。讓所有的脈輪一次同時旋轉，好像它們是一個連續的光柱，一個大渦輪，或一根長柱（我甚至遇過有人想像它是由一隻蚱蜢上下跳動

來充能。記住，重點不是關於影像，而是能量的強度）。所有脈輪必須成為一個整體單位，每個脈輪與另一個脈輪鏈接在一起。這種脈輪的旋轉就是一種能量渦旋。一旦這種渦旋開始後，它會趨向於在沒有任何額外的助力下，繼續旋轉約一個小時，就像是一個大鐘擺。

如果你啓動一個大鐘擺，它會持續擺動一段很長的時間。偶爾，你可能想調整脈輪能量柱，但是它的旋轉動量慣性會讓它保持不變。我在能量達到高原期時，若想更快速升高，我會加強脈輪的旋轉。

一旦你對擴增技術的步驟已得心應手時，便可減少執行所需的時間。以下是簡短版本：

1. 從頭到腳都放輕鬆。
2. 找到第八脈輪，並快速旋轉它。
3. 將它分成兩個旋流，用一次掃描及呼吸將它提升，穿過身體，在髮際線處像花瓣一樣打開。
4. 找到上方的脈輪（九、十、十一及十二），並開始同時旋轉位在你頭頂上方的所有脈輪。
5. 讓它們經過你的頭頂向下滑動，到達適當的位置，就如同它們是沿著一條線旋轉下滑的珠子。
6. 同時渦旋或旋轉所有12個脈輪。

7. 一旦設定好後，就不要再理它。在沒有任何額外的助力下，脈輪的自旋動量慣性將持續大約一個小時，然後它們會回到自己的原始位置。

經過一些練習，你將能夠在短短幾次呼吸內完成以上這些步驟。

身體的外部脈輪實際上非常容易穿過身體，並易於走到我們指引它們（使用意念）的確切位置。如果你把它們略微偏離它們的正確位置，它們會自己「調正」（它們似乎在能量上被吸引到這五個位置）。

你會注意到，我沒有在簡短版本中提到使用火呼吸。這只需用在你剛學習擴增技術時，用以提高你的靈敏度。一旦你已習慣操作擴增技術，就不需要使用火呼吸來增強效果。

如何使用擴增技術？

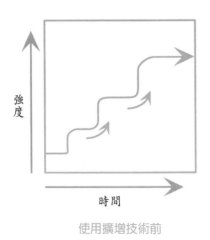

使用擴增技術前

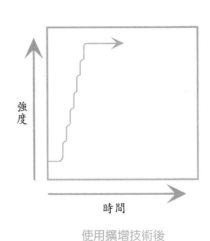

使用擴增技術後

當你掃描及呼吸時，能量會以多種模式進入客戶的目的地。最常見的例子之一是「階梯模式」。當能量在短時間內快速進入組織，穩定後呈能量強度高原期；當能量重新整合到新的強度後，再次進入組織，並重複以上步驟。如果發生這種情況，在這些能量強度高原期間，我會旋轉脈輪，這將使能量流動到達一個高峰。這些能量強度高原期，起初會給人一種印象是，客戶已經在此次療程得到足夠的能量──一種「完成感」。

　　為了測試你是否只是達到能量強度高原期或是已經「完成」療程，並不需等待能量重新整合到新的強度，只需再次旋轉脈輪即可（這將使能量提升到最佳性能及效率）。你不必從頭開始重複擴增技術，只需關注12個脈輪所形成的能量柱，並再次旋轉它。注意當你再次旋轉脈輪、運轉能量時，刺痛感或能量流動感是否回到你的手中。若是如此，而且你的手重新感受到刺痛（或熱感），那麼你僅是達到一個能量強度高原而已。如果刺痛或熱感沒有再發生，你便完成了這次療癒程序。

　　我經常使用擴增技術來代替火呼吸，部分原因是它降低了噪音因素，特別是當我將量

接收到客戶的能量

子觸療與水療機構的按摩療程做結合，我發現它在常規療程中，會讓我的能量流減少分歧性。這並不意味已不需使用火呼吸了，只是選擇性地使用它。當我覺得因爲呼吸太慢而從客戶端接收到不必要的能量時，我會使用火呼吸。這樣一來，我便可以將其他類的能量迅速從我的領域中移開。

◆提示：接收到別人的能量是什麼感覺呢？通常感覺就像你的手和手臂被一個不明物質包裹或塗抹。每當我感受到這一點，我只是增加我的呼吸速度（即使用火呼吸幾次），這種感覺就會像「沸騰」般蒸發、消失。

使用擴增技術的步驟指引

1. 一開始先使用標準量子觸療程序，掃描及呼吸。能量的感覺如何？你的手是柔軟的、充滿容許的，還是存在張力和緊繃呢？在你的身體各部分檢視這些問題，特別是在頸部及肩部。只要你越能夠放鬆及開放，身體內的能量流就越大。

2. 能量是否經過客戶的身體組織，並在中心點會合？這總是我想知道的第一件事。我喜歡從最基本的方法開始，因爲本質上我是一位極簡主義者，我需要做的程序越少越好。我問自己：「能量的品質如何？它是否容易穿過組織，或是有東西阻止它

們會合（阻礙）？」如果存在一個阻礙，我會使用擴增技術。90%或更多場合都會有某種阻礙模式存在。

◆提示：有許多方法可以確定能量是否有會合。例如，我會問自己：「我能夠感知到雙手可以在我選擇發送能量的目標點會合嗎？我可以感覺到它們互相交流，或者它們被某種方式分開？」如果你已進入組織內，你覺得這是一個可以友好對話的地方，還是與它們隔著桌子對話？通常客戶會說，當能量會合時，會使他們感覺療癒師的手好像已成為他們碰觸部位的「一部分」，而不是分隔開來的。如果你有感到任何分隔感，就是使用擴增技術的適當時機。

當你第一次練習「自我擴增」時，採取充裕時間及得到執行的舒適感。並從客戶那裡獲得大量的回饋，那就是，他們有注意到差異嗎？當你在做擴增技術或完成擴增技術後，他們經常會感覺到更強的熱感或某種電流感。有些客戶會實際感覺到發生旋轉！記住，要詢問客戶在療程中注意到了什麼。

擴增技術的細節

你怎麼知道自己是否已經渦旋（或旋轉）脈輪到足夠的速度？通常你會感覺到自己的體內在累積熱量，然後你手掌上的針刺感會增加。有時，感覺就像熱從你的手中流出一般，或者感覺你的身體有蒸氣上升感。其他人把它描述為在胃裡有一股輕微的緊張感，像是有蝴蝶在亂飛。然而，無論你對能量擴增的體驗如何，現在是你的渦旋旋轉速度是否已足夠快速的「基準」或參考點。你會驚訝這會多麼快地成為你的第二本能。一旦脈輪的旋轉已令人滿意，將你的注意力移回到身體掃描及呼吸。不需要時常去加強旋轉的脈輪。就像一個又大又重的鐘擺，一旦你啟動它，它就會持續擺動，脈輪也同樣會持續旋轉。當你發送給客戶的能量似乎達到了一個能量強度高原期，再次旋轉自己的脈輪。沒有必要從頭重複整個過程。將你的重點放在中脈，並旋轉它。當你得到高度能量強度的感覺時，釋放你對脈輪的注意力，回到你的身體掃描及呼吸。這將使得所有一切都在最高可能的水平上振動。

脈輪會以這種方式保持旋轉至少一個小時，通常是一個半小時。如果在你完成療程後不「查看」它們（即再次旋轉它們），體外的脈輪在一個小時左右就會回到自己原來的位置。

使用擴增技術的步驟

　　一旦你已習於擴增自己的過程，就可對客戶使用擴增技術。這似乎比擴增自己更容易，且通常比只單純旋轉自己的脈輪，客戶會體驗到更大的能量流。事實上，最好是對客戶作擴增，而很少需要同時對自己擴增。使用擴增技術會為你的客戶創造一個更大的連結──連結到他們的情緒狀態或是「要處理的狀態」，如同時或個別浮現的情緒及問題，從而允許更大的轉變空間。擴增技術還會使客戶以更快的速率及在更高的能量水平下共振。當他們的脈輪轉動到所需速度時，你的感覺就會像你的脈輪也是足夠的速度一樣。

　　當你以「三明治」方式包夾（你的雙手之間包圍著受傷的區域）時，你所要尋找的最強大及最有效的感覺是，兩隻手在選擇點會合的感覺。如果在渦旋客戶後，仍然感覺到不完全的連結，請確定你的身體是放鬆的。你是如何發送能量呢？它的流動像是一個「消防水柱」（強力地射出能量或是強迫推動能量）嗎？如果是如此，試一試將你的能量「噴嘴」調整成霧化或是溫柔的蓮蓬水傘。這種能量輸出的變化，是否允許能量在選擇點會合？調節成霧化或蓮蓬水傘的流量並不會降低其強度；它會將能量改變成對客戶及他們的狀況更可接受的形式。這是一個關於「容許」的很好例子，我會在稍後解釋。

　　如果能量仍然無法會合，我通常會選擇經由渦旋自己及客戶，同時擴增我們兩個人來通過阻礙模式。當你同時旋轉自己及客戶時，似乎可得到最強大的能量流。（通常這是保留給深層的情緒問題。）當

我們盡可能毫無保留地放鬆或容許時，將發生最大的變化。請記住，我們所能做的只是提供能量。無論我們多麼希望客戶能達成療癒，或至少感覺到一點變化，但這些真的只取決於客戶本身。

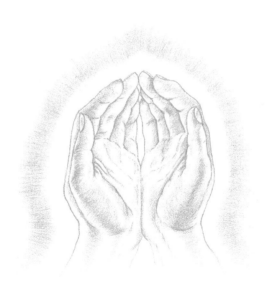

進入「容許」狀態的方式

一旦你了解強力能量穿過你的感覺，問問自己（如前所述）：「我是如何將能量傳送給客戶的？我是像消防水柱般發送能量，還是更像一團霧氣？」這個問題背後最重要的課題是：「我是在要求客戶的改變，還是容許可能性的存在？」

無論你採取何種方式，有些人就是很容易接受能量進入他們的系統，而其他人就可能需要提供非常溫柔的能量。你如何將能量發送給你的客戶？它像是一個消防水柱，具有很大的強度，而且沒有考慮到客戶的組織會如何解讀？或者你發送能量的方式，就像一個美麗及理解的溫柔表達？另一種檢視你提供能量方式的方法是，你是在把它「推」進去，或者你了解並開放到最簡單的路線？你是強迫的，還是把能量當成溫柔的禮物？

了解你將對你的客戶有什麼影響，取決於你對任何可能性的開放態度。隨著能量進入組織，你是順著能量流，還是你在推動它？這就是「容許」的概念。它在任何方面都與量子觸療緊密相連。

有許多方式可以進入容許狀態或空間。這裡是一個例子：想著你喜歡的東西（一個人、一件事或一個活動等），並想像將它放在你設想能量要來會合的點。當你這樣做時，看看你是否可以將你手中的能量與「你的最愛」作連結，並加入使它變得比以前更美麗、更令人讚嘆的意念。這就好像你的呼吸—身體掃描連結到「你的最愛」，使它

變得更加美麗。一旦這種情況發生，療癒師可以獲得一種舒適感及更大的開放感，就像這一點（能量會合處）是他或她自己的一部分。這通常會使客戶接受到無與倫比的能量。它就像你連結上一個完全不同的層級。讓你有「無界限」的各種感覺，就是一個美妙的容許狀態。

　　體驗容許狀態的其他方式，包括任何使你對可能性更加開放的方式。我覺得發音（toning）為我提供了容許的狀態。我也可以讓自己融入「合一」來開放自己，了解到這個「狀態」存在於「會合點」之內。我的身體變成了將能量發送到會合點以便給它生命的線路。你越多玩這些圖像或感覺，就會越得心應手。你會很快發現能帶給你最舒服的感覺及能量流的圖像。這方面的例子包括：與狗或小貓一起玩耍；在航行時穿梭；騎馬跳躍籬笆時的自由漂浮感覺；山間空氣的清新氣味；看著水流下大瀑布的極致體驗。這個表列是無止境的，我們每個人都有一個最適合自己的東西。選擇這個東西，開始玩樂吧！

使用容許概念的其他方法：與身體溝通

身體組織也是可以「溝通」的。如果你直接詢問身體組織，你可能會得到關於它想做什麼或如何進行的訊息。例如，你可能會感覺到客戶的身體組織在抵抗變化。如果你讓自己與身體組織做討論，它往往會變得較容易來接受。我發現這種方法的基礎是，你是從一個溝通交流的立足點來提供能量，尊重組織所渴望的。這個「對話」最初可能會讓你覺得虛幻，但不要太擔心，發揮你的想像力，讓療癒繼續下去。一旦組織以這種方式參與，你與（更重要的是）客戶將可能感覺到在所關注區域中所發生的重大變化。尊重及接納，是深入到容許之中的美妙方式。

讓我給你一個例子，解釋什麼是與組織的溝通對話。我的步驟如下：

1. 我從身體掃描及呼吸開始。我總是如此開始工作。這給我在嘗試任何其他能量的方法之前，組織是給我何種的感覺。

2. 我會尋找能量在某一點會合的感覺。在這個例子中，能量沒有會合，所以我開始與組織對話，看看它想要什麼。

3. 我跟組織說話，就好像我正在與它進行實際的對話。我可以從「嗨，你好」開始，然後等待回應。它會有許多不同的方式可以反應：

- 它可能會振動。
- 它可能變得柔軟並開放。
- 你可能會「聽到」它說「你好」。
- 你可能會「看到或感覺到」有圖片顯示出來，很像是一個故事的開展。
- 沒有任何事情發生。

4. 如果是前四個其中之一的反應，只需繼續對話，提出問題：「你想要什麼？」或「你需要什麼？」

它可能會回答「愛」或「指引」，此時，你可以療癒它就像在做一種情緒療癒一樣。開放自己對愛的感覺，並顯示給此組織區域看。在你持續這個對話時，繼續身體掃描及呼吸。很多時候只是簡單地與一個區域交談並讓它開放，除了繼續發送能量外，你不需要做太多其他的事情。

如果該區域完全沒有反應，在自己內心達到更深的容許狀態，再問你的問題。 例如，我會問：「我要怎樣做才能幫助你放鬆或開放？」我幾乎總是會收到一個答案。一旦對話開始，我就繼續如上所述的步驟。

如果仍然沒有得到答案，我會進入更深更深的容許之中。 最終，這區域會放鬆並發生變化。記住，在執行一個療程時，沒有什麼會損失，變化可能發生在你無法理解的程度上。放鬆、容許，讓事物自行展開，並玩得開心。

我喜歡把最佳的療癒狀態想像成「進入神祕的境界」。這時，你與能量已完全同步。當你結合這個狀態並對所有可能性抱持開放，驚人的事情就會發生。這使我們進入「萬有一切」的領域，或把我們連結到無限的可能性。這是一個創造驚嘆的地方，唯一的限制是療癒師及客戶是否願意去觸及。有時，你可能感覺到在做量子觸療時，會悄悄地從注意的焦點上溜走。最初你還有注意到掃描及呼吸，然後你注意到大量的時間過去了，而你卻沒有專注於掃描及／或旋轉脈輪。這時，你是真的處在能量流之中了。沉浸於這項投身能量流的現實中。當你脫離這個空間時，回復你的掃描及呼吸，檢查客戶是否仍然在接受能量，或者如果你已經到達能量高原期或停止點。如果有必要，再次旋轉脈輪，然後回到掃描及呼吸。請記住，掃描及呼吸是量子觸療能量工作的基礎。當你不再感覺到你與客戶之間有能量流動時，療程就完成了。

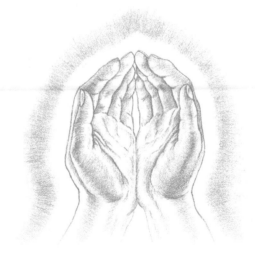

複習這個階段的療癒步驟

1. 從掃描及呼吸開始。

2. 能量有會合嗎？
   a. 如果有，那很好。
   b. 如果沒有，就對客戶做擴增技術。

3. 能量有會合了嗎？
   a. 如果有，那很好。
   b. 如果沒有，就進入更大的容許狀態。

4. 執行到感覺療程已經完成。

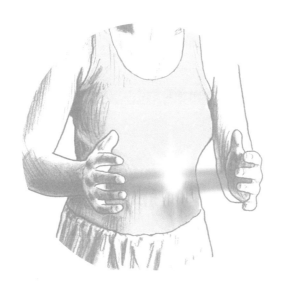

在脈輪空間中遊戲及學習

當你實驗的時候，讓自己在脈輪空間的玩樂成爲一個個別的冥想。這可以在當你爲自己做擴增技術時，一個接著一個脈輪去施行，或只是一次選擇進入一個脈輪並「存於其中」。最重要的是，以一種輕鬆且富含可能性的感覺來進行。了解到任何脈輪都可以去訪問及冥想。以下列出的步驟，適用於所有脈輪。

當你與脈輪互動時，你可以進入脈輪裡面。每個脈輪都會給你一個獨特的能量經驗，並會教導你不同的東西。我不想定義每個脈輪能提供什麼，因爲這將會限制你可以得到的體驗。拉薩利斯（理查·葛登的老師之一）提供了前五個外部脈輪所代表的一般指引：

- 第八脈輪代表可能實現的現實及異界層次。
- 第九脈輪代表現實的可能性，以及你的更高自我的所在。
- 第十脈輪代表眞實的眞我，超越了我們所經歷的錯覺。
- 第十一脈輪代表靈魂與靈性。
- 第十二脈輪代表你與神、宇宙、女神，以及其他一切偉大神靈之間的個人關係。

進入脈輪空間

當你接觸每個脈輪時，會經常感覺到需要且可以通過一個間隔或輕微的障礙。讓自己穿越這些間隔、障礙。若運用大量的精神力量去排除這個障礙，只會讓過程變得更困難，而不是更容易通過。使用充裕的時間，讓自己溫柔、放鬆、「輕輕地」通過，就好像你正在輕鬆

地進入一個泡泡般。一個快樂、開放的方法是最好的策略。有趣的是，越快樂及輕鬆，你就越容易完成這個過程。

從外面觀察這些脈輪，它們呈現出「界定」或有限感；從裡面，我發現它們是無窮無盡的。當你處於脈輪之中時，讓自己環顧四周。想像這個地方是一個遊戲區，並注意在各個方向上，你可以看看或感知的。當你這樣做時，可以讓自己四處觀賞旅行，看看各式各樣顯示給你的事物。這些經驗中，有一些是普遍相同的，但是很多時候所呈現的代表性符號，對於每個人都是獨特唯一的。它們是原型經驗的表徵，但宇宙通常會透過獨特的模式來教導我們，而只有你——「觀察者」，可以理解。這就是為什麼每個人可能會有不同「圖像」。主題可能是相同的，但是它們如何表達，通常都不一樣。

例如，當我檢視第十二脈輪時，經常會體驗到大量的光芒，並感受到與宇宙的融合。這裡除了視覺外，似乎更有情感成分。這種情緒往往是強大的，它的偉大和懾服感，通常會為我的眼睛帶來淚水。這是我對第十二脈輪的個人經驗。當你經歷第十二脈輪時，注意你所觀察到的。許多人已經分享說，他們經歷了光及融合，但是顏色往往不同，以及與他們互動的事物也可以是非常不同的。我鼓勵你去探索及學習。進入到你自己的空間。不要讓別人說這一種方式比另一種更正確。我們只能感知並體驗那些我們讓自己體驗的東西。這樣的挑戰是要尊重這些體驗，並願意讓它們隨著我們的學習和成長而改變。幾乎如同我們所做的任何事情一樣，我們練習、執行得越多，就理解得越多。不要相信每次都會完全一模一樣。我們正走上自我教育、而不是自我限制的途徑。

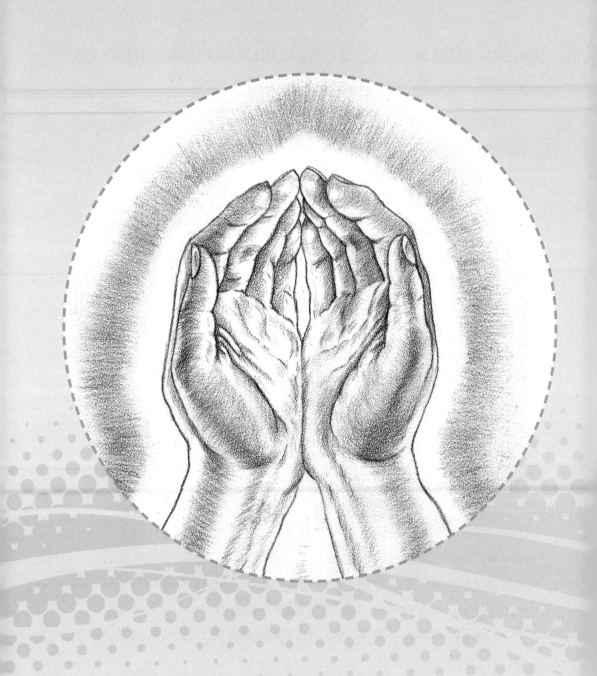

2

12色彩冥想：
重建健康的振動共鳴

各種顏色在我們周圍流動，
每一種都有屬於自己的完美性。
當我們從豐富的調色盤提取，
健康便是顯而易得的。

讓內建於細胞的顏色恢復健康

經過多番研究，瑪麗‧德爾發現，在健康的細胞中存在一組基本顏色，它們會表現身體的整體健康與福祉。她研究子宮內的嬰兒，注意到一個健康的嬰兒在整個身體或細胞內，有12種顏色或振動與其相關聯。當這些顏色是明亮且均勻時，出生的嬰兒便是健康的，他們會保持健康直到這些顏色開始產生變化為止。如果胎兒在子宮內或出生後遭遇壓力經歷或有毒環境（無論是情緒、身體或化學上的），就會在嬰兒的色盤造成不良反應。雖然瑪麗主要是研究嬰兒，因為他們提供了最一致的數據，但她認為，負面經驗及健康問題會影響所有年齡層的顏色，首先是在我們的能量領域上，表現出來的是疾病與不和諧，最終則影響到我們的身體。為了抵抗這些攻擊，瑪麗發展出「12色彩冥想」（12-Color Meditation），利用重建健康的基本顏色及其完整性，來恢復我們肉體及情緒體的和諧與平衡。

12色彩冥想：幸福、健康的能量藍圖

12色彩冥想的功能非常強大，且簡單得令人不可置信。它是一種可同時處理所有身體、情感、精神及靈性狀況的工具。不需要語言或文字、哲學結構或信仰系統，就能使它得到平衡。

> ❖請注意❖
>
> 12色彩冥想也可稱為「精神─身體─心靈整合冥想」（Mind-Body-Spirit Integration Meditation，簡稱MBS整合冥想），是幸福的能量藍圖，或是接受─容許。這些名稱都可互換使用。

顏色調頻圖

©2001 Quantum-Touch

白色	紫色	靛藍
銅色	銀色	金色
黃色	綠色	藍綠色
藍色	洋紅色	珍珠母色

體內

體外

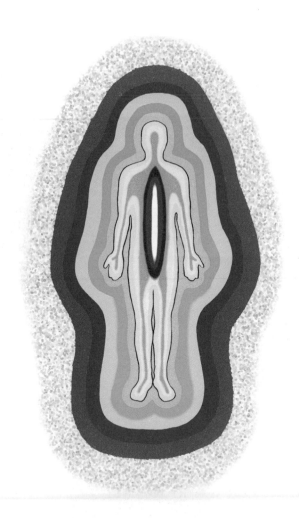

健康的能量藍圖

　　人體深處是一個充滿白光或由白光組成的能量橢圓。還有圍繞著白色橢圓的其他顏色層，類似洋蔥的層次。這些顏色攜帶一組特殊的代碼或振動共振，有助於維持一個健康及有生產力的身體。每層顏色與其他顏色互相協調並且部分連結。

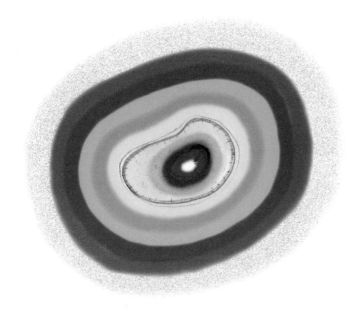

一個細胞的能量藍圖

每個單細胞都是身體的微觀藍圖模式，並且包含與身體所需相同的12個顏色環。正如全息圖的每個片段皆包含整體圖片的訊息，每個細胞也都包含與全身相同的振動模式。

六個體內顏色層：掌管並維護身體的功能

1. 白色：內部的中心

白色代表生命力能量。沒有白色，就沒有生命。白色與其他顏色一起協同修補細胞。

2. 紫色

紫色攜帶著你被稱為「心靈」的部分。它的顏色頻率振動，可以幫助你認知並發展直覺。你的直覺是與所有生命泉源溝通的連結。

3. 靛藍

這種顏色（或共振）經由感覺：視覺、觸覺、聽覺、嗅覺及味覺，來促進心靈與身體之間的交流。靛藍教導對身體的內在意識，並允許與你的自我直覺：內聽、內視、內知等，作更深的溝通。它是身體及精神領域之間的聯繫，幫助你運用內心智慧來解讀訊息。

4. 金屬銅

銅色總管身體內的神經和心血管系統。

5. 金屬銀

銀色總管骨骼、牙齒、肌腱、肌肉、軟骨和指甲。

6. 金屬金

金色是這些特殊振動排列的最後一種，總管所有的器官、腺體、軟組織、皮膚、頭髮、眼睛等的功能。

金屬色系構成了身體的基本組成元件。這些構建元件與身體的實

體部分、甚至是DNA，是互有交流的。因此必須在執行功能的細胞及構建它們的材料（DNA）之間有完整的溝通，才能保持良好的健康。銅、銀及金是身體調色板上的療癒和清潔工具，啓動時，可幫助身體保持內在平衡。

六個體外顏色層：掌管個人的心靈和情緒層面

7. 黃色

芥末黃是第七層顏色，也是圍繞身體外的第一層能量。黃色可保持內部校準的振動，帶給你最深的幸福感，換言之，可使你的行動與你的最高理想保持一致的狀態。有些人稱之爲心靈完整，包括你的自由意志及你對容許的開放。黃色有助於維持活下去的願望。

8. 翡翠綠

翡翠綠在以下方面支持情緒體：自我珍愛、自我價值及自尊。它也有助於療癒情緒的傷口。

9. 藍綠色或青色

青色幫助你說出最深切的實話。它用你的心或自我情感來調整你的想法，並支持誠信正直。

10. 藍色

　　這種特殊的藍是深藍、飽和藍、天藍或藍寶石藍。它和諧地與創意思維發生振動：你的想法，你的「啊－哈」，你的自發性。它是大腦與心靈之間的聯繫。

11. 洋紅色

　　洋紅色包含了環繞著愛的智慧及慈悲。它不限於浪漫愛情或家庭的愛，但它的愛是一種普世的表達。這種類型的愛會存在，單純只是因為它是我們的本質。它存在，因為你存在，而且無論你是否直接體驗過。

12. 珍珠母色

　　這種虹彩色（類似於鮑魚的內殼）等同於將你包裹在新生兒的保護毯中。這種顏色是身體最外面的領域，與你的存在核心（白色的生命力能量）直接溝通。這個區域是你身體的保護區域。當它完全共振時，可保護身體排除傷害性的能量。例如，珍珠母色保護並幫助你的身體在晒傷後恢復和諧及穩定，而不是讓它再易於受到額外的傷害；或者是如果你接觸到一個在振動上有衝擊的環境，你將不會被推離平衡。

　　我們經由練習12色彩冥想來恢復這12種顏色的最佳健康狀態。

12色彩冥想個別步驟指南

1. 從吸氣開始

首先，說：「我召喚〔特定顏色，例如，白色〕生命力能量」，然後充分吸氣。

2. 讓自己稍微的呼氣

呼出大約10%的氣息，然後暫停，讓生命力的顏色充滿你的身體。這是呼吸的「暫停」部分。確定你是用輕鬆的步調來呼吸，所以應該沒有壓力感。輕輕地縮回橫膈膜以暫停呼吸。

3. 完全呼氣

呼氣時，同時說：「我已經收到了〔特定顏色的〕生命力量。」

4. 對所有12種顏色，重複上述步驟1至3。

12色彩冥想步驟細節與提示

請記得要有時間去整合意識、身體與心靈。你出生時即具有一個純粹、原始且包含所有12種顏色的共振，但由於社會及文化的有毒振動，我們許多人已失去了這種顏色的平衡。一旦你開始練習12色彩冥想，所有人類出生時的原始和諧共振將被重建。這需要一些時

間，但是你常會發現這樣做馬上就有所改善。嚴重的狀況通常需要更長的時間來改變，但這不是一個定律，只是一個觀察。越是讓自己開放及容許，這些變化就會越快發生。

第一次做12色彩冥想時，請嘗試在相同的顏色下重複四或五次，然後再移動到下一個顏色，即白色呼吸五次、紫色五次、靛藍五次等等，直到你達到珍珠母色。吸氣、暫停、呼氣，然後用每種顏色重複這個過程。這將讓你沉浸在顏色的感覺中，使冥想成為一個更滿足的經驗。當專注於內部的顏色時，想像每種顏色從你身體的中心一直延展到身體的外側邊緣。如果你喜歡，可以有一點超越這個範圍。請注意：身體並沒有黑色邊框或「鉛筆線邊」（如兒童著色書的圖片）。當你從身體中心往邊緣填充顏色時，在超過所謂身體的邊界時，顏色會淡出。例如，想像你自己是一塊海綿，帶入每種顏色，意味著你滴入白色（例如）到身體的中心，直到你完全充滿白色。這裡的關鍵是，你所使用的特定顏色（前述六個內部顏色）完全充滿或淹沒身體。

利用外部顏色的做法就像是躺在顏色之海中。從這個「海」中，每種顏色流入並且被完全吸收到身體的中心。使用海綿的例子：你是一塊海綿，被投擲到你所關注的顏色之「海」或池中（六種外部顏色之一），你浸泡在周遭的顏色中，直到你完全成為那種顏色為止。

你可以隨時參考第57頁顏色調頻圖，直到可舒服地掌握顏色。這樣可使你在想像顏色遭遇困難時，還有一個方便的參考點，可提供

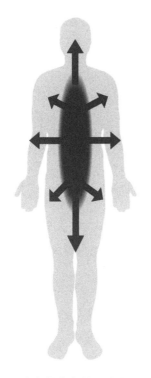

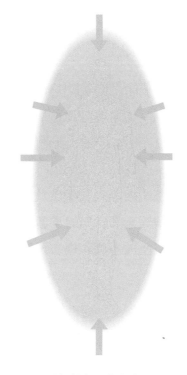

内部顏色的飽和方向

外部顏色的飽和方向

你來做冥想。你甚至可以實際上去接觸顏色。這麼做有助於你得到一個對顏色更強的連結，使它們更容易整合融入到你的身體。當專注於金屬色（銅、銀、金）及珍珠母色時，你可以在圖表上貼一枚銅幣、銀幣、（金飾）鍍金物。或者是專注在珍珠母色時，使用一個鮑魚殼來觸摸或許有必要。金屬物件必須非常有光澤且乾淨。當你想像金屬的顏色時，想像它們猶如懸浮膠體，像是由數以百萬計的金屬色「碎片」組成的金屬漆。當專注於其他顏色時，記住它們是半透明的顏

色，有著深淺度及清晰度，類似陽光穿透彩色玻璃窗或通過充滿彩色液體顏料的玻璃。

有時，你在想像某些顏色時會有困難，通常這些便是你身體最需要的顏色。如果發生這種情況，可一次又一次重複冥想顏色時的吸氣—暫停—呼氣步驟，直到你可以具象化或感覺到它，但最多不要超過四次。這將更深刻地將你固定（或重新喚醒）到此顏色的領域。理想情況下，12色彩冥想應該每十二小時執行一次，因為十二小時是顏色具象冥想後在你的身體內保持效果的時間。執行12色彩冥想超過兩次以上並不會有傷害，但每天兩次是保持這些顏色活性所必需的。

練習時，注意這個冥想是帶給你很多的精力，還是讓你感到疲倦？如果它會使你睡不著，就不要在睡覺前執行，可提前到睡前兩、三個小時。大多數人發現冥想會帶來一夜好眠。另一方面，如果你不能保持足夠的清醒時間來完成每種顏色的冥想，請不要擔心。通常你需要的顏色會讓你感到很疲倦，這會讓你在此顏色中有更長的休息。你醒來以後，只需從中斷的位置繼續下去即可。不要立即再次做同樣的顏色，因為這樣經常會導致你再次入睡。從下一個顏色繼續下去。

有些人表示，無論什麼原因使他們在半夜醒來，做色彩冥想總會幫助他們很快地入眠。有些人發現他們有令人難以置信的活躍夢境，特別是當他們剛開始練習12色彩冥想時。隨著身體重新恢復和諧，通常會有很多「事情、工作」要做，其中一種經驗的方式就是在夢境

狀態。放鬆並享受其中，這通常是暫時的且相當令人滿意，雖然可能會有點累人。

當我們練習12色彩冥想時，我們用這些顏色滲透進入我們每一個細胞，以重新喚醒自我內部的和諧。這是一種在早晨及晚上提供愛給自己的方式。這就像對你的身體做一個介紹，解釋它應該如何運作。與大多數的事物一樣，練習成就完美。經過三個星期的練習，你只需要做「喚動」（Quickening）就好。喚動的定義是跳過冥想的呼吸工作，並且僅關注在顏色上。

請按照正確的順序（先是內部顏色，然後是外部顏色），大聲地或在內心對自己說出顏色，例如：「白色，紫色，靛藍，銅……。」雖然在練習完整的12色彩冥想三個星期後，將足以進行喚動，但你依然可以經由在整個生命中每十二小時做一次完整的色彩冥想，而獲得更大的益處。

12色彩冥想：與他人同樂

我看過無數次（有點驚訝！）為他人執行喚動所產生的深切變化。有一天，妻子和我去買車，當我們到達一個汽車經銷商時，所有的銷售人員已排成一列，看起來像是等待進食的鯊魚群。我幾乎沒有下車，就只是看著妻子，請求她給予建議。我不喜歡被「誆」。她讓我自己決定，所以我決定嘗試一下。我為我看見的每位推銷員做了喚動。我使用意念在精神上運行顏色（對於所有的人），然後下車。起

初，沒有人有動作。事實上，有一個人向前彎，然後看著隊伍說：「我們就像鯊魚在排隊一樣，對吧？」花了一、兩分鐘，他們了解這一點後，終於其中一個過來並「吞噬」我們。之後，我們就走了。

「對他們運行顏色」這樣的行為，讓他們脫離了他們在當下所扮演的劇本，使他們對待我們就像對待人類一樣，而不是像「紙張上的記號」。如此簡單的行為會產生這麼深刻的影響，真的相當驚人。不僅做12色彩冥想允許在我們體內發生療癒，而且只是用意念說出顏色，就會形成一個非常「奉獻、付出」或「容許」的空間，導致他人也感覺到自己在其中的差異。我已經將此法用於許多不同的情況，從粗魯的人到吠叫的狗，只要我在一個「奉獻」的空間（而不是憤怒或不協調的空間），它的表現總是相當不錯。

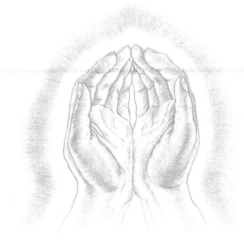

12色彩冥想實作練習

如果你每天練習兩次冥想（分別在早晨及晚上），你會穩定地增加顏色在身體內產生共振的時間。這需要三或四天的練習，使它們維持十二小時的效果。練習三個星期後，你可以單純地只做顏色的「喚動」即可。這將擴增顏色並保持共振的品質，提供你所需以維持最佳健康。

我發現，這個冥想持續不斷地教導我新的東西。顏色的相互關係是相當動態的，每天只需兩次練習，將可不斷提供療癒師新的自我看法。做這個冥想只需要大約五分鐘。一旦你已經過了最初的三個星期，就只需對自己說出顏色來繼續這個程序。這只需要三十秒，每天兩次。然而，僅僅執行喚動練習，並無法提供如在進行完整冥想時的相同擴增感。這個練習的目的是在一天的開始及結束時，伴隨珍愛自己的感覺。這是你個人療癒的重要部分。

顏色缺乏及其影響

如果12種顏色中的任何一種有所損耗，那麼其他11種顏色的振動能力也會隨之下降。以下列出部分情況，但它顯示出了每個顏色是如何影響身體及情緒體的一般概念。

1. 白色

當白色減少時，就沒有或幾乎沒有外部顏色。每一層顏色都在實

體形式上強化了你的存在。如果白色消失，身體就會死亡。開始失去白色的人，將具有以下症狀：慢性疲勞症、內出血、簡單或嚴重的免疫缺陷、貧血，或其他使人變得衰弱的狀況。

2. 紫色

當紫色減少時，人可能會感覺迷惘、沒有方向感或目的感。他們會有凍結在當下的感覺，無法採取行動，並且失去選擇的能力。這可能由於缺乏方向指引，進而表現出幾乎是歇斯底里般的恐懼。

3. 靛藍

當靛藍低下時，開始的症狀之一是無法想像身體內的能量。這可能會導致一個人忽視自己身體內的情況：體重變化、關節炎或任何其他狀況。身體在失衡或發生疾病時，會有一種對外反應方式，而當靛藍低於最佳水平時，這種溝通將受到破壞。如果靛藍極度耗盡，則觸覺、味覺或視覺等實體感覺便可能會喪失。

4. 銅色

缺乏銅色的表現為心臟問題及神經障礙，包括但不限於：

a. 低血壓

b. 高血壓

c. 陣攣及抽搐

d. 心悸

e. 身體顫抖

5. 銀色

銀色缺乏，表現於骨骼、關節以及肌肉問題，包括但不限於：

a. 甲癬

b. 指甲脆裂

c. 牙齒破裂

d. 顳頜關節疼痛（TMJ）

e. 腕隧道症候群

f. 網球肘

6. 金色

金色缺乏，表現在於任何種類的皮膚或器官功能障礙，包括但不限於：

a. 掉髮

b. 濕疹

c. 頭皮屑

d. 油性頭皮

e. 體重增加或減少

f. 水腫

7. 黃色

當黃色受損時，一個人的生存慾望會降低（例如，自殺者的黃色會低下）。

8. 綠色

一個綠色低下的人通常會有低自尊，很難為自己挺身而出或向他人表達自己。

9. 藍綠色或青色

缺乏青色會導致人們難以表達他們是誰。他們對於保持內在身分或個性的真誠會有困難。

10. 藍色

當藍色減少時，會導致人們的信仰系統僵化，以及與他人交往時缺乏變通性。例如，他們可能有好的想法，但卻往往堅持並固執於意見的表達或實現的想法。

11. 洋紅色

當洋紅色低下時，這個人將很難做到深切地去愛。他們表達深切情感的行為受到損害，接受及認可別人深切之愛的功能也同樣受損。

12. 珍珠母色

珍珠母色缺少時，會讓情緒風波中的每一道微風，將這個人推離平衡。所有的事件及對它們的反應，往往不成比例地被擴大。

出生缺陷的影響及修復方法

當父母其中一位或兩位同時在色輪的某處有嚴重缺陷時，胎兒便會有出生缺陷。如果父母之一或兩者使用酒精或藥物，胎兒可能在出生時缺乏精神—身體—心靈整合（即沒有色輪）。例如，顎裂、蹼狀手指、內翻足等的變形，都起因於一種或多種核心顏色（金、銀及／或銅）的缺陷。當你練習MBS整合冥想（即12色彩冥想）時，將使你對顏色及其與身體關係的基本理解變得更加清楚。

在療癒過程中運用顏色

　　在你的療程中使用12色彩冥想，將教導你許多關於個別及混合顏色的療癒能力。在創造自己的新技術時，這也是非常有用的。在你的療癒工作中使用它之前，一定要練習12色彩冥想到某種熟練的程度。這將有助於淨化和建立你系統中的顏色品質，以及增加你療癒他人的成效。

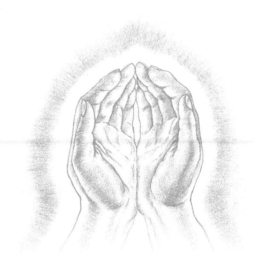

了解色彩的意義

我們每個人都有一個特定的振動，對於那些可以看到能量振動色彩的人，這種特定振動的表現，就會是一個以色彩作爲主導的領域。當人們從事療癒工作時，往往會不自覺地放射某種顏色，這就如同他們的表現或個性。這也解釋了爲什麼有些人對某些類型的問題有很好的效果，而其他人對同一個人卻似乎沒有積極的幫助。這種由人們所放射出的「顏色」，變成當他們在處理、反應特定顏色問題時的主要屬性。我已經知道，某些顏色對身體中的某些系統有明顯的影響，這些（人們放射出的顏色）經常與瑪麗·德爾在細胞中觀察到的顏色一致（即身體中不同的作業對不同的顏色，具有最佳反應）。如果你是有意識地在療癒工作中使用對細胞最佳的顏色，將可幫助身體恢復自然平衡，或是重拾能量的健康藍圖。

使用顏色個別步驟指南

1. 詢問客戶想要療癒的地方。將你的手放在你想處理的位置，開始掃描及呼吸。查看是否經由你收集到最多的能量。你的掃描—呼吸品質如何？請注意這一點，並根據需要進行調整。

2. 選擇一種顏色，發送／提供給你的客戶。

   例如，如果客戶想要你療癒肩部，則尋找肌肉和骨骼的顏色，並確定是銀色。在療程中，你並不會「發送」錯誤的顏色；但

當你選擇正確的顏色來聚焦，能量的強度就會增加，變化會發生得更快。讓你的手放輕鬆，繼續你的基本掃描—呼吸。要確定你自己以及你的客戶都處於很舒服自在的姿勢。請記住，緊張僵硬會導致能量流下降。

做兩、三次呼吸。感覺能量進入組織時是什麼感覺？開始把經由你所收集的銀色（如上面的例子），作為能量掃描的一部分。有許多方法可以指示或允許這些顏色穿過你的身體。我個人的偏好是將顏色具象化，使它往上穿過你的腳，就如同你用一根吸管吸著顏料，直通到你的頭頂，然後在你呼氣時往下通過手臂和手。確保允許將顏色釋放到組織中。這可能看起來很簡單，但你仍應該知道能量是如何移動的。你不必過於專注在這一點，只需不時地檢查自己，看看能量流是如何即可。如果你的手有一種「厚重」的感覺，意味著你讓你的能量被推回到你的手上。

放輕鬆並集中注意力來釋放能量，通常會解開事物的阻礙（例如，想像能量通過你的手，就像陽光穿透大片落地窗照亮房間）。

3. 能量有會合嗎？

如果能量有會合，那很好；如果沒有，就對客戶執行擴增技術。再次觀察能量是否有會合：如果有，太好了；如果沒有，就要達到更大的容許感。

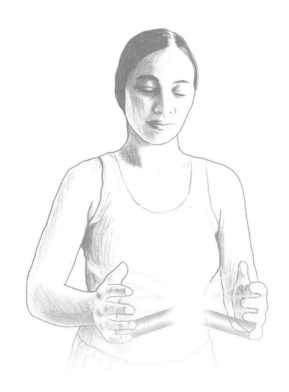

　　如果能量在這時還沒有會合，通常是因為它需要較溫柔的關注。
溫柔的關注（或更大的容許感）的例子是：春天美麗早晨的柔和微
風，或是撫摸花瓣的觸覺感受。溫柔關注的焦點必須設定在能量會合
的點上，就好像「生活」在那個空間中，以獲得最快的結果。你提供
的「某種」能量是毫無保留的。進入全然的接受並與他人分享，是什
麼樣的感覺？這是無保留的共享。這不僅允許你提供的能量被完全接
受，更像是永不止息地提供禮物。它也像使用風箱打出空氣：你越用
風箱打氣，就推動越多的空氣流過它來搧動火焰。

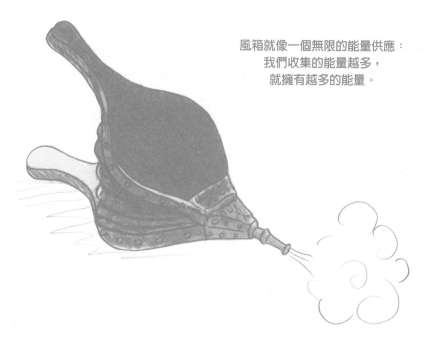

風箱就像一個無限的能量供應：
我們收集的能量越多，
就擁有越多的能量。

以下引用自老子《道德經》（斯蒂芬·米切爾譯）的內容是最恰當的形容：

「道」像是一個風箱：

它雖是空虛的，但有無限能力。

你使用的越多，它就產生的越多；

你談論的越多，你的理解就越少。

保持在中心上。❶

---

❶譯註：出自《道德經》第五章〈守中章〉：「天地之間，其猶橐籥乎？虛而不屈，動而愈出。多言數窮，不如守中。」

更清楚地描述「保持在中心上」的方式是去「駐留在你的存在核心」。這可以是一種真實的、觸覺的感受，或者是想像的，而且兩者都非常有效。「駐留在你的核心」或「進入神祕境界」的做法，會引發越來越大的容許感。找到你的核心並學習如何駐留其中，是得到自我知識的其中一條路徑。

「氣」的其中一個翻譯是「訊息理論」（information theory）。這意味著宇宙的所有振動或面向都攜帶著訊息。只要我們願意百分之百傾聽，宇宙就百分之百願意教導。這是一個永無止境的探險之旅，而我們已經踏上這個旅程。

當你進入更深的容許狀態時，記得持續保持呼吸及掃描，這是非常重要的。雖然在做療癒工作時進入這些出神的狀態，既有趣也令人興奮，但仍舊要靠呼吸及掃描使我們不會接收到他人的不平衡能量。這也是為何允許我們或讓我們從超越自己的境界來收集能量，而不是從自身內部來吸取，從而使用宇宙的能量，而不是我們自己的。這是量子觸療帶來的禮物。

至於在使用其他更多種顏色方面，請傾聽你的直覺。通常你需要應用一種以上的顏色來釋放組織的張力，而這個組織是你發送能量的目標。在我們的例子中，你發送銀色到客戶的肩膀。你也可以直覺地認為，客戶需要銀色與藍色、洋紅色或黃色等的組合。當組合是合適的，能量便可非常順利地進入。在添加顏色之前，客戶可能已經感覺到一些疼痛及對能量流的阻力。一旦你發現正確的組合，客戶將覺得更舒服，而不是想要抵抗。

當你練習添加其他顏色時，可利用柱狀或管狀的形式來發送，其中，每個管子攜帶一種特定的顏色。一次的具象化不要超過三種顏色。

　　你的手，一個部位發出一種特定的顏色，所有三種顏色（如果你選擇了三種顏色）從雙手放射出來，讓顏色在你想要能量會合的點上混合。你的意念會將它具象化、視覺化。記住，能量遵循意念而行。例如，各個手掌可以發出銀色，手指與手掌相連的區域發出藍色，指尖發出洋紅色。這看起來可能有點笨拙、奇怪，但是只要你得到了任何顏色的流動，就不再需要在心靈之眼去維持這些顏色。實際上，你正在設定傳輸的模式，然後重新聚焦在呼吸及掃描，就像你在擴增技術部分所做的工作。設定好後，就不要再理它，並問自己關鍵的問題：「能量有會合嗎？」

　　當你執行療癒工作時，轉變經常在瞬間發生，客戶就會感覺更舒服了。我們總是將能量發送到一個特定的點。這就像點燃鞭炮上的引信：一切從這一點擴大（變化），客戶通常會感覺到能量流動貫穿整個肩膀或整個身體。這就是你如何確定能量有真正的會合，療

癒有更深入，並正確地關注於組織的轉變。

記得，不要過分強調你想要能量在哪個點上會合。這會限制能量可以移動的地方，以及它如何到達那裡。最佳狀態是讓能量相遇，然後讓它自由行動。這種經歷很像送人禮物，你把禮物送給人後，就由他們決定要如何處置。發送能量到此會合點，然後以充滿可能性的感覺來觀察結果，這將給你一個更動態、更強而有力的結果。

和往常一樣，當你不再感覺有能量流入時，療程就完成了。

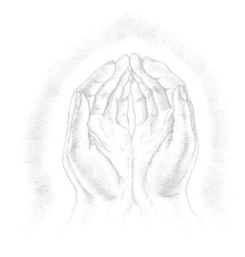

12色彩冥想對個人的益處

當你練習MBS整合冥想時，會在許多層面上改變自己。你已開始一個美好的過程，讓你體驗獨特且令人滿意的事物。

開啟全有、富饒

當你練習12色彩冥想時，全有、富饒將會立即啓動。當你自己練習或對別人提供這種練習時，你正在發展「容許和接受」所有萬物，而它包含了無限的富足。

展現身體的生命力

當你練習12色彩冥想時，你允許校準你的身體，使你的身形放輕鬆，轉變成它的適當形狀。在作用上，你的身體會變得柔軟，允許「眞正的光彩」或生命力放射出來，展現出你的眞實之美。這項冥想創造了12種顏色的交響諧波整合，對於你所了解的所有療癒及校準是非常重要的。這不是關於改變鼻子大小或修正招風耳，而是關於表達你的眞實自我「個體」。當他人看見你時，會見到你所顯示的眞實自我、你完整的平衡感，以及你的愛或喜悅，而不只是你的外在容貌。對所有可能性採取開放的態度，因爲體驗這些變化是一件快樂的事。

一些關於使用顏色的想法與建議

和往常一樣，讓自己以遊戲的態度、以「讓我們來實驗」的心情使用這些技術。一次使用一種顏色，或是一次一組顏色，都是一種融合量子觸療和色彩的方法。你可能會找到對你而言更容易執行的方法。讓自己有玩心，使我們可以繼續在發現的路途上前進。如果你發現對你而言，使用顏色是不容易的，請不要擔心，我們很快將會簡化「知道」確切顏色的必要。重要的是跟顏色一起玩，因為從長遠來看，它會在一個非常不同的深層層次中，教導你如何修改和體驗能量。我發現，在我與客戶的療程中，了解每一種顏色的作用，以及客戶的身體對接收顏色的反應，是非常寶貴的經驗。我鼓勵你進行實驗，以便在將這些技術與量子觸療結合時，能學習到靈活變通並獲得真正的理解。

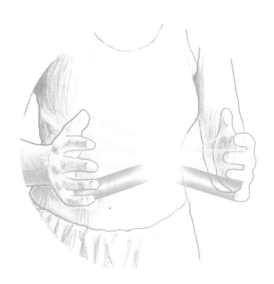

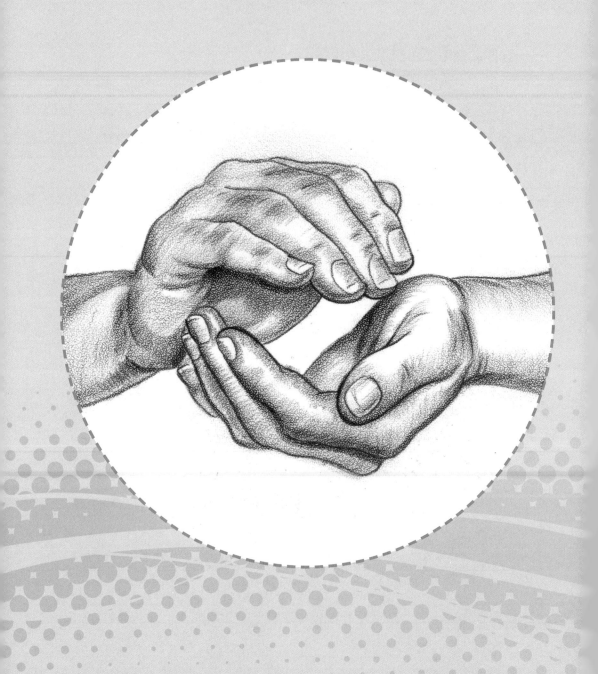

3

U-NAN 圖案與彈性光能繃帶：
轉化細胞和修復身體

形式簡單，

輕鬆平衡，

連結完全。

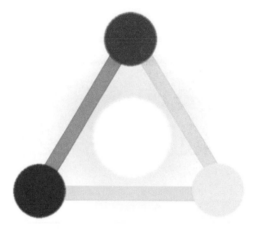

U-NAN圖案

　　量子觸療一直都注重簡單易懂，而為了保持相同的一貫性，以下是一個以圖案為基礎的方法，不僅會改變你的療程，也不用再猜測要選擇哪種最有效的顏色或顏色組合來給你的客戶使用。

U-NAN：宇宙基礎圖案單位

　　當我第一次接觸U-NAN圖案（U-NAN Pattern）的概念時，感到有點驚訝，因為它的做法是，我必須使用一個圖案結構以便增加能量的流動。帶著一些擔心和不安，我開始運行能量進入U-NAN圖案，發現到能量劇烈地流動，幾乎成為自行運轉。我發現這是簡單的、冥想的及讓我回到中心的，而所有這些都是我在尋找的東西，它們能增加我的容許及可能的感覺。使用U-NAN圖案後，現在一切是如此自

動，我能很快地且更容易地運行能量並得到更深的結果。

U-NAN圖案從哪裡來？

當瑪麗‧德爾（有關瑪麗的更多資料，請參閱前言）深入療癒地球時，從地球得到了這些訊息。她發現，地球不僅有一種有聲語言，它也有一種圖案或書面語言。U-NAN圖案（見左圖）就是一種書面語言的表達。

U-NAN圖案的療癒意義

U-NAN（英文發音OO-NAAN，注音符號ㄨ ˊ，ㄋㄢ ˇ）來自於宇宙，但它也是地球振動的一部分。瑪麗被告知，這是一種宇宙基礎圖案單位或物質的基本結構單元。U-NAN圖案的目的在於將身體的能量重新配置到適當的功能水平。它是一種療癒圖案。U-NAN在人類文字上的意義是：「成為一體」、「統一」、「合一」。在運用U-NAN圖案時，最強大的功能在於使用它的聲音，無論是你在心中想像的聲音，或是作為一種出聲發音的大聲音調。然而，我們發現，當關注如何使用U-NAN圖案時，不需要使用U-NAN這個文字；讓內在的「頌音」（一種重複的語言或聲音）與圖案本身結合，即會造成更多的能量流入你正在工作的組織中。如果你不喜歡U-NAN這個詞，使用「整體」、或「一體」、或其他「成為一體」的翻譯，對療癒的力量亦似乎有同等的效果。然而，實務上，由兩個音節而不是一個或三個音節組成的聲音，具有更強的效果。例如，「make whole」

似乎比單音節的「whole」或三音節的「unity」具有更強的能量流。請自己實驗並觀察結果。使用精神－身體－心靈整合冥想（或12色彩冥想）及U-NAN圖案來療癒身體的優點是，它們能轉變不平衡的能量，並在極深的層次療癒身體。

　　許多對症療法（標準西方醫學）會經由切除組織來攻擊身體的疾病或不平衡的部分，然後要求身體從弱化狀態再生。如果你使用U-NAN圖案並吟誦「OO-NAAN」，細胞將可被轉化，並恢復健康的狀態，就好像它們從未受傷一樣。

U-NAN圖案的構造

　　當你觀察U-NAN圖案時，會看到一個由三角形組成的四面體（形狀如一個三面金字塔）。U-NAN三角形的柱子代表身體內部的顏色：銅、銀、金（參見60頁的顏色解釋），這是身體的基本構造單位顏色。連接柱子的球體代表三種外部主要顏色：洋紅色、黃色、藍色（參見61至62頁的顏色解釋），這三種顏色可平衡並療癒情感及精神部分的存在，或者以組合方式來完成。圖案的中心是顆白色球體，這是存在於所有生命核心的生命力能量。

　　這個圖案是由三角形組成，因為這是最穩定的形式。除了白球固定在中心的位置，柱子及球體的實際順序是無關緊要的。U-NAN圖案的圖形只是為了展示它的外觀，但是它並不完全精確。圖形是靜態或靜止的，U-NAN圖案則是動態的。柱子及球體可以用任何順序來排列。當能量被發送到整個圖案當中時，它們（U-NAN結構中

的球及柱）開始移動、流動並且彼此混合，流出任何需要的顏色。U-NAN圖案的大小或數量，隨著你經由它來發送的能量而變化。（如果你看得見能量，你會注意到，當能量被發送到U-NAN圖案中時，通常一種顏色會比另一種顏色更突出，甚至是兩種或三種顏色。請不要為此擔心，只需帶著興趣去了解發生了什麼事。）

　　雖然我們使用顏色的效果十分美好，但是對很多人而言，卻很難知道我們應該使用何種顏色或顏色組合。U-NAN圖案及U-NAN的發音為我們簡化了這個問題，無須再做任何的猜測。我們不再需要關心我們發送給客戶的顏色種類。U-NAN圖案，結合「OO-NAAN」（注音符號ㄨ ˊ，ㄋㄢ ˇ）音調，將為組織選擇最好的顏色。療癒師仍然可以調整U-NAN圖案來對每個客戶實現獨特的療癒。這意味著，如果你直覺地認為你的客戶需要「額外」的一種顏色或多種顏色：將U-NAN用圓球包圍住，把所需的顏色放進圓球中，設定好後，就不要再理它。這滿足了一些人命中直覺的需求，並允許U-NAN圖案達成它最好的工作，持續提供客戶需要的顏色。

　　當你觀察U-NAN圖案時，會意識到它在超越三維空間以上運行，並且獨立於空間和時間。當你在一個平面上看見它是三角形時，它也同時以三角形存在於所有其他的平面中（有時它像是一個簡單的四面體，其他時候則是雙端相連的，或者如鏈狀排列或重複複製自己）。當你向此圖案發送能量時，它會以不同尋常的方式來表現——有時它會旋轉，有時會變大，有時會收縮。它也可以同時以無限數量存在著。

運用U-NAN圖案個別步驟指南

> **❖請注意❖**
>
> 這裡所有的技術都要以量子觸療的呼吸為基礎。

1. 從標準的量子觸療呼吸開始。

2. 為客戶執行「喚動」（對自己說12種類色）。這是一個重要的步驟，因為這麼做將使客戶準備來充分利用U-NAN圖案。

3. 選擇一個你想要能量會合的點，這是位在你想要處理的結構內（膝、肘、肩等）。想像將U-NAN圖案置於那一點上。只要在組織內部具象化U-NAN，就會把它放置在那裡。將你的能量集中在你放置U-NAN圖案的地方。

4. 繼續掃描及呼吸。

5. 使用你覺察到的想法或意念來保持U-NAN的共振，同時對自己內心或對外大聲地重複說出「OO-NAAN」（注音符號ㄨˊ，ㄋㄢˇ）。

6. 確定能量是否通過U-NAN圖案並到達其中心。然後檢查能量是否有會合？如果有，直接到步驟7；否則，

   ● 對客戶使用擴增技術。再次檢查能量有會合嗎？如果沒有：

   i. 強調你發送能量的方式：進入更多容許的空間，然後繼續你的掃描—呼吸。

ii. 確定你的身體是放鬆的，不要強迫你的意念，但是要柔軟、放鬆、信任及自信。能量流會更容易地經過放鬆的身體及精神框架。

7. 如果你「追蹤」客戶的痛苦，它會帶你到一個新的地方，而你不必爲客戶重複說12種療癒的顏色，但你需要選擇一個新的能量聚合中心點。當這樣做的同時，你也應該把一個新的U-NAN圖案放置到這個新的中心，以獲得你所導引能量的最大效應。每次你換到一個新的區域時，就把U-NAN圖案放置在新的能量會合點。每次呼吸一掃描時，繼續複誦「OO-NAAN」（注音符號ㄨˊ，ㄋㄢˇ）。

使用U-NAN圖案時的提醒事項

當我們要使用U-NAN圖案時，必須先爲客戶執行12顏色喚動。對客戶說出顏色的行爲，「喚醒」客戶的療癒共振。這樣的共振可保持一個小時到一個半小時的效果。這種「喚醒」，將促使你在使用U-NAN圖案時，客戶能有更爲深刻的反應。

1. 使用U-NAN圖案時，直接想像U-NAN圖案的位置在你想要發送能量的組織內。

   a. 在將U-NAN圖案具象化時，色彩並不重要。我幾乎總是看到它呈黑色和白色，效果還是非常好。

   b. 沒有必要集中注意力去連續觀察位在組織內部的U-NAN圖案。

事實上，最好不要這樣做。一旦你已經定位了U-NAN圖案，就放開你對它的關注，並對自己說「OO-NAAN」（注音符號ㄨˊ，ㄋㄢˇ）。音調與圖案會產生一個共鳴：複誦「OO-NAAN」就可以強化U-NAN圖案，而不必再去想像並具象化。

2. 發送能量穿過U-NAN圖案並到達它的中心。你的目標是要能量可以會合。你會發現U-NAN增加了它所在區域的能量流強度。

3. 繼續掃描及呼吸，這對放鬆和舒適都至關重要。送出能量並享受其中。專注於複誦「OO-NAAN」，在很短的時間後，這些都會變成自發性動作。

療癒師剛開始使用U-NAN圖案時，通常會有更大能量流的開口（像是一個原本平均流量的水管，突然猛烈地噴出水柱）。他們可能會感受到大量的熱感（或者是以他們各種感知能量的方式，覺察到輸出的能量顯著增加），直到他們習慣於這樣的能量開口。療癒也會發生得更快。一般來說，當你使用U-NAN圖案，漸漸地，你會有更容易產生能量流的感覺。當你對提供這種程度的能量感到更舒適自在時，熱感可能就會逐漸變得不太明顯。「OO-NAAN」的聲音與U-NAN圖案本身有一個動態的互動，發音（無論是有聲或無聲）真的會對這部分工作產生動態的影響（參見94頁「發音的效果」）。這裡的關鍵是，真正讓你自己玩耍。過分關注於事情的表徵或者如何影響彼此，是沒有幫助的。按照上述步驟開始療程，並詢問你的客戶，在他們體驗能量的方式上，是否有注意到任何明顯的差異。當然，有

些人不會感覺到任何變化，但很多人幾乎是立即就可發現能量流過身體的感覺，同時，舒適或放鬆的感覺也會增加。你與客戶越放鬆，能量就越容易去工作。

在容許的最後終端，是「合一」的狀態與「一切萬有」。有人稱之爲「靜止點」、「愛」或「恩典的狀態」。我發現這些狀態是無極限的。你進入得越深，就能再往更深處前去。保持在中心內，超越時間、空間及所有限制，單純只是「存在」。我經常進入這樣的狀態之中。我將每次療程視爲個人的冥想以及提供療癒。U-NAN是另一種工具，可以幫助引導你進入這些神奇的狀態，類似於曼陀羅。有些時候，我比其他人更處於「最佳狀態」，但我從來不關心這些，因爲所有的經驗都是一個過程——我只是讓此過程自行展開而已。

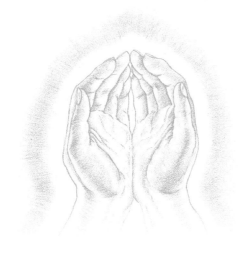

發音的效果

發音是運用聲音可聽見或可想像的特性來產生療癒振動的方法。為了將發音的效果最大化，想像聲音的來源就在能量會合點內，就如我們在U-NAN圖案時所做的一樣。

發音是一種「容許」的作為，它可以：

a. 使能量更容易會合。

b. 激發更加動態的變化。

c. 引起非常深奧的能量轉換（以我的經驗而言）。

d. 容許我在更深的層次上與個體區域進行互動。

我喜歡大聲發音，因為這對我來說是一個非常深刻的經歷，而且使用上帶來很大的快樂。我不會在整個療程期間發音，而只是間歇性地執行，尤其當我覺得需要進一步進入組織或是變化的速度緩慢時。

如何選擇適當的音調

我注意到，較高音調傾向於影響身體上方的部位，較低音調則傾向於影響身體較低的部分。你可以試驗不同的音調（聲音），直到產生來自客戶身體的振動回應。當你找到正確的音調時，可以在你的手中感覺到這種振動。例如，如果你在療癒客戶的頭部，很可能就需要較高的音調。我會嘗試發出高音的嗡嗡聲，或是更「開放」的音調（「開放」或「清晰」的音調是一種口腔張開的發音，好像你在唱

歌，而不是閉口哼唱），並逐漸向下降低音調，直到我找到導致雙手感覺到振動的音調。一旦我感受到這種「振動」，我會繼續在呼氣時發音，直到感覺到療癒部位已經非常開放或完成。

你可以使用各種不同的聲音。口中發出的聲音不一定要是U-NAN：我可以無聲地對自己說「U-NAN」，但口中發出不同的聲音或者是雙音。我喜歡雙音，因為它所產生的交響諧波似乎更有效。玩玩看這些點子。聽起來「好聽」並不重要，而是聲音應該在能量會合處引起振動。不要忘記要好玩且有趣。

如果你在一個不適合發出聲音的地方工作，你可以使用靜默的方式——在心中發音，這將產生非常相似的結果。確保音調的來源是在你想要能量會合的點。許多人發現，靜默發音約可具有有聲發音90%的效果。

我發現，我的客戶中有70%喜愛我的發音，大約20%覺得它既不好也不壞，大約10%則是真的不喜歡。在發音之前，我總是先徵詢客戶的許可。如果客戶拒絕，我可以靜默、無聲地發音，依然具有非常相似的效果。療程中最重要的是客戶的舒適感。

用U-NAN圖案來實驗

以下是一些如何使用U-NAN圖案以及體驗它的例子：

1. 當你掃描及呼吸時，去觀察或感覺U-NAN呈鏈狀排列。這些鏈看起來像是相互連結，並且是重複的圖案互相交疊，很像是一個DNA鏈。當它們形成時，這些「鏈」會互相連結並穿過整個身體，傳播療癒進程。當整個身體所有鏈結的部分已連續結合時，療癒就完成了。

2. 有些人會在每個手掌中具象化U-NAN圖案，在從掌心發送能量時，讓能量通過U-NAN圖案或受其影響。他們仍然將U-NAN圖案放置在能量會合的地方，但他們覺得如果從掌心發出有「編碼」的能量，會更具動態的結果。他們覺得這樣做可以使能量「加倍」。

3. 其他人建議將U-NAN圖案放入每個細胞中並對其發送能量，直到整個受傷區域互相連結。

4. 一些療癒師在對U-NAN圖案發送能量時，喜歡有意識地去「旋轉」或「渦旋」U-NAN圖案。他們的反應都是這麼做可以得到非常令人滿意的結果。

如何使用U-NAN圖案是有無限可能性的。當你實驗它時，讓自己去玩耍。這是使工作進步的一部分，享受其中吧！

彈性光能繃帶：延長療癒組織的時間

　　一般來說，量子觸療的療癒修復變化可以持續兩到三天。我們需要一個技術，可以讓一個人持續更長時間的變化，因而發展了「彈性光能繃帶」（Elastic Light Bandage）來實現這個目的。這個「繃帶」傾向於將療癒組織的時間加倍，這意味著組織將持續改變達四至六天。當「繃帶」完成工作後，會被吸收到組織中。

如何使用彈性光能繃帶

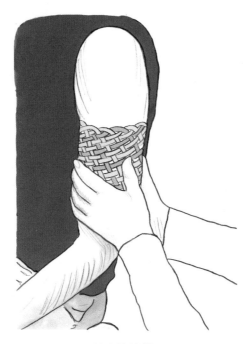

彈性光能繃帶

　　想像有一塊柔軟的布料，類似襪子或具有伸縮質料的衣服，可舒適地貼合在身體上。你也可以想像它像一個有能量的彈性繃帶。布料的編織網絡是由基本身體構成顏色所組成：銅色、銀色及金色。這個彈性光能繃帶可覆蓋在你使用U-NAN圖案的身體區域，並將最大化該區域的療癒效果，而且持續時間更久，進而在更深的層次改變組織。你可以包覆在內部、外部或兩者區域。在包裹的區域具象化這種編織圖案，然後「收縮—包裝」起來，或使繃帶貼緊，但也不要太緊。

◆提示：身體的可動部位，如肘部，應該更寬鬆地包裹，以允許更大的活動。然而，椎間盤或椎骨相對上並不會做太多活動，因此在損傷部位的上下，可較厚實地包裹它們。這麼做，將給脆弱區域提供額外的支撐。同樣的規則也適用於骨折。

個別步驟指南

　　準備工作：首先，完成療癒的部分。

1. 用銅色、銀色及金色的矩陣或編織，圍繞你正在工作的區域。

2. 將彈性光能繃帶包裹在療癒區域周圍。這項工作可以經由類似模擬包裝動作來移動雙手，或是將手放在已完成療癒的身體部位，並使用你的意念去「看」並包裝它。

3. 「收縮─包裝」起來！用意念去具象化此區域繃帶的鬆緊變化，從鬆弛覆蓋到舒服包裹，再到適形縮緊。

◆ 提示：偶爾，我會實驗緊緊地纏繞區域，幾乎是「真空包裝」。但這似乎沒有幫助，客戶告訴我感覺區域活動受限。包裹時，就如同使用彈性繃帶，要使它舒適地貼合，感覺「恰到好處」（不會太緊而有擠壓感，也不會太鬆而脫落）。

在四到六天內，當你療癒的區域已經盡可能吸收了最多的變化，繃帶就會被吸收到組織中。當你包裹一個區域時，繃帶可以放置在身體部位的內部，即器官內的所有管道。繃帶會進入你想要它去的地方，無論它是纏繞在器官內的特定部分，還是包覆整個器官。繃帶的目的是為你剛剛完成的療癒工作提供額外的支持。它會保持在你所療癒的部分，直到它提供了所有的可用能量，然後它就被吸收到這些組織中。因此，沒有必要擔心會將它放置太久。

這項技術的運作真的很奇妙。在學習這種技術之前，我有一個客戶會在療程的三天後打電話跟我說，一切都持續穩定，而且他感覺很好；在我開始使用彈性光能繃帶後，他會在療程後的第六天才打電話跟我說，療癒的部分似乎停止變化了，然後現在感覺真的很棒。有些人會注意到包裹持續的時間會更長，但平均是四至六天。

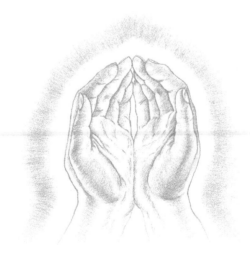

將U-NAN圖案及彈性光能繃帶加入你的療程

1. 掃描及呼吸。

2. 對客戶說出12種顏色。

3. 將U-NAN圖案放置在你想要能量會合之處。

4. 設定好後，就不要再理它。察覺能量有會合嗎？

   a. 如果有，就繼續發送能量。如果沒有，
   b. 對客戶做擴增技術，再檢查能量是否有會合？如果有，那很好；
      如果沒有，就進入更大的容許狀態。

5. 一旦客戶與療癒能量同頻化之後，用彈性光能繃帶包裹你正在療癒
   的部分，「收縮—包裝」它，你的療程就完成了。

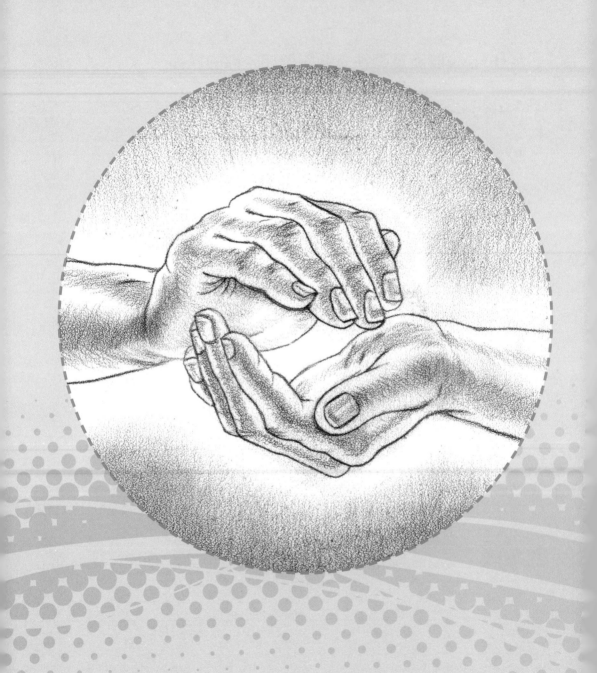

4
使用U-NAN圖案的技術

情緒是我們的本質，
引導我們回到初衷。

下一階段：針對個別問題的具體技術

◆提示：90%（或更多）的療癒工作，所需要的就只是
U-NAN圖案而已。

一般通用的療程：使用U-NAN及彈性光能繃帶技術的好處

　　你可以調整U-NAN圖案，以便在一般區域進行療癒時，得到最大的功效。一般區域指的是身體內的「空間」，例如，胸部區域或上腹部區域，而不是特定器官或身體部位。你的雙手包括的範圍，界定了這個「區域」。想像或創造一個能量圓球，就像一個充滿能量的容器，把東西放進去並包覆起來，那會非常像裝飾玻璃球中的迷你景物，然後發送能量到這些區域。例如，想像一個充滿水的裝飾玻璃球中，有一座艾菲爾鐵塔及可搖動的「雪花」，現在，艾菲爾鐵塔被U-NAN圖案所取代，而「雪花」現在是你想要的任何一種顏色。在圓球內可以有多達兩種顏色，一旦你決定了整個療癒需要用哪些顏色，顏色就不會再改變。例如，若選擇金色及藍色，圓球裡面的「碎片」將總是金色及藍色（它們不會混合成一種顏色）。你也可以選擇另一種顏色圍繞在圓球的周圍。想像這個周圍的顏色如光暈一樣發光。就像所有的先進技術一樣，一旦你創造了所需的圖像，設定好了就不要再理它。客戶的身體將會為你保持這種能量的特定模式。正

如 U-NAN 圖案是你發送的能量聚焦點，「圓球內的」U-NAN 圖案也是所有能量工作的集中焦點。記住，設定好了，就不要再理它。回歸到掃描及呼吸，並由你決定是無聲地對自己內心或對外大聲地說出「U-NAN」。

定期檢查能量是否有會合。這是我在整個療癒過程中一定會做的。這已經變得如此自動，而我並未有意識地去記得它，但它總是存在並成為一個徘徊於背景中的問題。

讓自己去實驗，學習且／或為自己創造新的方法。我們都是經由經驗而學習的。要有玩心並覺知，誰曉得宇宙將為你提供什麼？

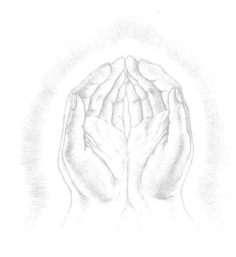

使用U-NAN圖案及彈性光能繃帶的其他技術

遠距療癒

當你做遠距療癒工作時，沒有必要去調整你已經學習過的方法。電話是一個很好的工具，因爲它可給你即時的回饋。你也可以透過網際網路的聊天室來完成療程。這兩種方法都能給你立即的回饋，雖然當你在網路上工作時，並不能很好地評估客戶的能量變化，至少不是那麼容易，特別是在做情緒療癒時（舉一個清楚的例子，例如這些能量變化，可以表現爲客戶聲音的音調改變）。

執行遠距療癒時，只需將客戶的形象置於兩手之間：

1. 開始掃描及呼吸，並注意客戶如何接受能量。

2. 執行喚動技術，然後將U-NAN圖案排列放置在客戶整個身體周圍。

3. 允許自己放鬆到一種有益於你的呼吸的節奏。

4. 按照如同客戶就實際在現場的相同步驟。我也喜歡把U-NAN圖案放在我想特別注意的區域，例如腳或肘，並發送能量。

- 能量有會合嗎？
  —如果沒有，對客戶使用擴增技術，並渦旋所有12個脈輪。再次檢查能量是否會合？

一如果還是沒有，請進入更多容許的空間來發送能量。

5. 持續療癒，直到完成。

6. 用彈性光能繃帶將客戶整個人或是你正在療癒的特定部位，包裹起來。你的療癒現在已經完成了。

◆ 提示：當你不再感受到手中的刺痛或溫暖感覺時，療癒就完成了。但請記得，人們有各種說明他們療癒完成的感覺（不限於刺痛或溫暖）。你在遠距療癒療程完成時所收到的跡象，等同於你直接與客戶面對面的療程。

減重或增重

在我看來，人們追求像模特兒一般的「紙片人」身材，可能是大眾（關於個人形象及健康）最被扭曲的想法和流行。因此，與體重減輕或增加的相關失衡，通常跟情緒相關就不足為奇了。有些人節食，而其他人則因為一些原因而一直吃東西。身為一個療癒師，你不必知道為什麼會有情緒上的不平衡，但你需要處理情緒，以使身體轉變到一個更健康的狀態。這可以先使用「轉變情緒創傷技術」（參見111頁的說明）來處理，然後再執行下面僅關注平衡消化系統以獲得最佳效率的技術。理想情況下，你可以根據需求將療程分為兩部分，首先

做情緒療癒，然後再進行一般療程，解釋如下：

雙手的擺位是讓一隻手放在客戶身體腹部前面區域的中心，另一隻手的位置在他們的背部（與前面的高度一致），製造一個三明治包夾效果。當對自己使用這種技術時，將雙手各放在上腹部區域（雙手不要交疊），使用三角測量法，然後發送能量。

1. 開始掃描及呼吸，找到一個適合你的節奏。

2. 檢查能量是否會合。

3. 為客戶（或你自己）說12種顏色。

4. 將U-NAN圖案放置在胃及消化系統的區域。要確定有為U-NAN圖案選擇一個位置（這將是能量會合的地方）。

5. 用圓球圍繞U-NAN圖案。將銅色及金色放進圓球中（這種技術只使用兩種顏色），對自己說「U-NAN」（「合一」）。

6. 根據需要使用先前所有的步驟，即擴增技術、更大的容許等，以達成能量的會合。

7. 持續療癒工作，直到感覺完成為止。

當你的身體達致和諧時，你將不再感到會受外界因素的影響而需要填補那個「空虛感」（真實的或想像的）。從這個角度看，你的身體感覺「完整」，而這個「完整性」允許你的身體達到它的「適當」

重量。因為這個技術的目的是在回復平衡協調，所以可以同樣運用在為了增重或減重。我曾接觸過一些利用這種技術的人，成功地處理這兩種狀態。

如果你面對的客戶主要是為了體重問題，特別是在一個嚴重的極端狀態下，我會安排他或她的療程如下：第一週兩次或三次，即每週至少兩次，數週後改成每週一次，再經過更多療程並穩定後，我會逐漸減少療程的頻率，直至達到目標為止。

當將此法應用於自己身上時，每次吃飯和吃點心之前，至少在半小時前使用這種技術大約五到十分鐘。

有一名學生在我們的課間休息時到餐廳嘗試這個技術。她並不是特別過重，但她確實想要更「輕盈」。她在看菜單之前五分鐘，對自己使用這個技術，然後開始點餐。她分享說，她以一種完全不同於以前在課程期間的方式來點餐，也就是，她以前會點那些對於想要改變體重的人非常不合適的餐點（因為這是一個「特殊準備」的情況）。相反的，她點了對她而言適當的食物，而不是充滿「熱量」的食物。對此，這名學生表示，這是不自覺的決定，而她只是感覺到要如何適當地來吃這頓飯。

在增重的觀點上，我有一位體重非常不足的學生，他有極度挑剔、限制的飲食習慣，大多數人會認為這就是他太瘦的原因。因為不願意改變飲食習慣，讓他一直覺得無所適從，所以他在吃飯前對自己執行增重／減重技術。大約六個月後，我再次見到他。驚人的變化發

生了，他已經增重約七公斤，體重也達到與他的身高適當的平均值。因為他看起來很不一樣，使我幾乎認不出他了。

要了解的重點是，增重／減重技術的目的是使消化系統更加有效率：積極、正向地改善消化、吸收營養，並把它們傳輸到身體的其他系統中。在這種情況下，你對所吃的食物感到滿意，消化系統也就更健康。除非有潛在的情緒因素，否則身體會達到體重的平衡。當然，如前所述，如果有情緒問題，請將轉變情緒創傷技術與此技術一起執行（見111頁的說明）。

偶爾在療癒自己時，特別是在這種技術上，會發現其他因素或課題伴隨而生。令人驚訝的是，有時的議題卻是關於是否值得去改變，或是自己是否已準備好接受改變的現實問題，這些都是在討論體重時需要注意的重要課題。這也是需要情緒療癒伴隨這一類過程的主要原因。

讓你自己在這個過程中玩耍。如果你對客戶的需求提供能量，你不會限制所提供能量的效果。這對你自己也是相同的道理。對你自己提供能量，並且深刻地體會到，這是毫無保留的愛與仁慈的行為。這是宇宙送給你的真正禮物。

轉變情緒創傷技術

我發現，身體上的疾病、傷害若無法癒合，通常是情緒上的問題正在阻礙這個過程。使用「轉變情緒創傷技術」（Transforming Emotional Wounds Technique） 通常能釋放組織所抓住不放的「鬱積」，從而使身體產生療癒。參考12色彩冥想，找出針對情緒問題的顏色，其中，黃色、綠色及藍綠色（舉例）是專門針對情緒療癒的。

個別步驟指南

1. 雙手以三明治（前、後）包夾客戶的胸部，將手掌放在胸部的中心（一個人胸部的中心位於胸骨上半部）。

   ● 先從標準的量子觸療呼吸法開始，並將能量發送到這個區域。（使用4-4呼吸法進行掃描及呼吸，並獲得一些有關該區域的基本能量訊息。）

2. 為客戶執行喚動技術（無聲地對自己或大聲地說出12種顏色）。

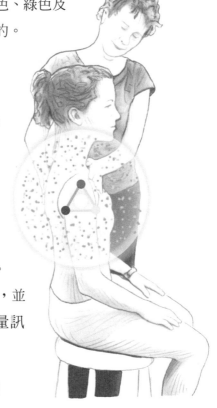

圓球中的U-NAN伴隨修復情緒的顏色

111

3. 在那個區域的中心具象化U-NAN圖案。

　　a. 用意念將透明的圓球圍繞著U-NAN圖案。圓球裡面是黃色及綠色。（請注意：它們仍然分別是黃色及綠色；它們不會變成黃綠色的團塊。）

　　b. 用藍綠色（青色）環繞圓球的外面。一旦設定、放置在該區域後，你就不再需要關注它的樣子。回到你的呼吸及掃描，並發送能量，無聲地對自己說「U-NAN」。

4. 能量有會合嗎？

　　a. 如果能量有會合，就繼續掃描—呼吸。

　　b. 如果能量沒有會合，就對客戶使用擴增技術，然後再次檢查能量是否有會合？若有會合，則回到步驟a.。

　　c. 如果能量仍舊沒有會合，就進入更大的容許狀態。若還是沒會合，就同時對自己使用擴增技術（要確定同時旋轉自己及客戶的脈輪）；有會合後，回到步驟a.。

　　d. 如果能量還是沒有會合，這個情況應該歸因於容許問題，而不是實際能量流的強度大小。盡可能持續進入最大的容許狀態，這應該能協助你達成目標。

5. 返回到任何一種適合你的呼吸模式。

6. 整個過程完成後，用彈性光能緞帶包裹整個區域。在這種情況下，整個胸部區域被包裹在銅、銀及金色網絡中。

❖ 請注意 ❖

如果客戶表示能量正在移動到身體的另一個區域（或者舉例而言，如果他們在頸部感覺到緊張或疼痛），將你的手移到這個新的區域。

快速概述

1. 在胸部區域內療癒，並將 U-NAN 圖案放置其中。

2. 使用圓球並包圍 U-NAN 圖案。將黃色（允許正確的動作）及翡翠綠（對自我、自我價值、自愛等的情緒支持）充填入圓球中。用藍綠色（思考及情緒的校準）在外環繞圓球。

3. 用 4-4 呼吸法來培養並同頻化能量。允許這些能量根據它們的需求來移動及變化。保持呼吸，並持續此技術至少三到五分鐘（最多可至兩個小時），然後用愛及支援的銀、金、銅色彈性光能緞帶，將整個胸部區域前後包裹。

使用這個技術的經驗分享

　　我與許多量子觸療的療癒師都已發現，這項技術可以釋放情緒，或者引起情緒上的轉變。我們原來稱此為「療癒情緒創傷」，因為我們覺得人們很可能會有很大量的情緒釋放及宣洩。實際上，我們注意

到，人們能夠釋放與特定事件有關的創傷並繼續前行，而且大部分的情況都沒有情緒宣洩的反應。約有30%的人仍然有哭泣或內臟體感難受的過程，但許多人表示，對於以往那些令人煩擾的經驗，現在只感覺到平和與自在。

請記住：沒有必要知道客戶想要處理的是何種情緒和細節。經由對於胸部區域的療癒，你就已經開始促進釋放需要被處理的情緒。記得要經常問客戶，他們現在的情況如何，以及他們有在自己之內注意到什麼嗎？

我們從胸部區域開始療癒，因為那裡是情緒的所在地；但是如果疼痛轉移到另一個區域，那麼就隨之移動。當你移動到新的區域時，無須再次為客戶執行喚動技術，但需要在新的位置重新具象化由圓球所包圍的U-NAN圖案（圓球內部有黃色及綠色，外部有藍綠色）。這一步驟讓你進入新的區域中心，並幫助你保持在情緒層面上去影響組織所需的關注焦點。如果客戶注意到疼痛已經轉移，請不要馬上跟著移動到新的區域，而是要等待兩次或三次呼吸後，看看是否只是一個暫時階段的疼痛；當然，如果是客戶的要求，就隨其移動你的手。轉移的疼痛，有可能會在幾次呼吸之後消失；但如果沒有，就詢問客戶是否需要換到新的區域來療癒。

利用客戶的回饋反應，始終是做出決定的好方法。你不需要做到無所不知。與所有的療癒工作一樣，繼續傳送能量，直到你不再感覺到客戶身體的變化。如果沒有變化時，測試看看你是否達到了能量高

原期。我通常會旋轉客戶的脈輪（擴增技術），或使用火呼吸來觀察客戶是否還可以接受更多的能量。使用轉變情緒創傷技術的最長時間大約需要兩個小時。在這之後，如果有需要，就在第二天繼續療癒工作。然而，重要的是，客戶必須認爲自己已處於一個穩定的狀態，並且非常舒適地結束療程。請記住：是由客戶來決定並定義這個釋放的過程。

當療程已經明顯完成時，我會用銅／銀／金色彈性光能緞帶包裹在客戶的整個胸部區域（以及任何其他療癒過的區域）。

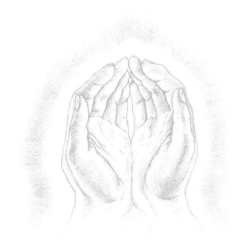

練習覺察客戶的情緒

這是開始增加自己敏銳度的好時機，用以衡量不同的精神狀態或情緒動盪的「感覺」。使用這種方式的療程，說明如下：

將你的手放在客戶胸前，按照「轉變情緒創傷」的步驟，用4-4呼吸法開始掃描及呼吸。（請注意：即使不使用「轉變情緒創傷」技術，你也可以感受到我即將開始描述的變化；但是，為了對你的客戶產生深遠的影響，並促成真正的變化，我建議你執行整個完整的技術過程。）

在進行療程時，你可能會注意到手中有不同類型的振動。客戶的每一個想法及感覺，都可以在你手中「體驗」或「感受」到。並不是每個人都以這種方式來感知情緒，其他人會在身體感覺到（例如，在胸部區域感覺到），或者他們可以「看見」它。無論是何種途徑，這些訊息有助於療癒師在身體上及情緒體上解釋客戶的反應。

為了發展這種感知，請與朋友一起嘗試這個練習：以三明治包夾法將胸部區域置於雙手之間，並要求你的客戶或朋友懷著一個愉快的想法。注意你所感知到的，再請他們想一個不快樂的念頭。你有注意到什麼嗎？比較並對比你對這兩者的印象差異。如果對相同情況的解讀不一致，請重複練習，直到了解要尋找的感覺以及如何解讀你收到的訊息。你練習的越多，將越能夠辨別出更多細微之處。這是一個非常有用的技能，可用來教授基本程度的能量感知。

當客戶有一個「快樂」的想法時，最常見的經驗之一就是能量上升及開啓的感覺。這種想法，感覺就像剛打開的汽水裡的上升氣泡一樣，具有一種沸騰、昇華感。當客戶有一個不快樂的想法時，能量通常會有「下降」的感覺，具有一種沉重或緻密感。這種感覺與電梯下降的感覺有點類似，或者像冰汽水罐外的水滴一樣，具有一種凝結及下沉的重量感。每一個想法或情緒都與一個特定的事件有能量上的聯繫，經過練習後，你將可以感知到這樣的聯繫。你或許會、也或許不會獲得此特定事件的內容印象。雖然這個訊息可能是有用的，卻是不必要的。重要的是能分辨能量的存在有顯著差異。這是練習能量敏銳度的第一階段，當然也會幫助你與身體對話。當我們逐步地用自己的步調來學習，你會驚喜地發現，經過一些練習後，你可以快速掌握這種敏銳度。一旦你明瞭想法或情緒是如何影響一個人的能量特徵，你就可以繼續療癒的程序。

轉變情緒創傷的三種不同方式

轉變情緒創傷技術的使用，有三種不同的方式：

方式1：發送能量並觀察所發生的情況。通常客戶會立即感覺比較舒服。繼續提供能量，直到感覺療程結束，就像你的常規療程一樣。

方式2：發送能量，同時詢問客戶的感受。如果他們說：「我感到悲傷、難過」（例如），回問他們：「什麼樣的情緒可以消除這種

悲傷？」或者，「何種情緒與這種悲傷是相反的？」（從他們的觀點）他們的答案可能是「希望」、「舒適」、「愛」、或其他許多種不同的回應。無論答案的情緒為何，我就在我自己之內感受到這種「消除、解決」的情緒，並將其發送給客戶（同時進行掃描及呼吸），以幫助他們釋放相對的負面、消極情緒。當你這樣做時，觀察有發生什麼。尋找能量的平順感或「昇華感」，這些感覺表示這樣的新「狀態」會轉變情緒的躁動、不安。發送正確情緒的行為，讓客戶的系統開始與新的振動產生共鳴。當新的振動或「所發出的情緒」是正確的，客戶身體的能量就會上升及開放，就像快樂想法的情況一樣。雖然沒有必要去感覺到客戶的回應，但這種感知的練習是情緒工作的重要部分，進而讓自己成為效果良好及具辨識能力的療癒師。

這裡是一個更複雜的例子：如果不快樂的想法是關於一個親人的逝世，有時你需要引導客戶進入一個更健康的情緒狀態。你可以為他們提供能量去接受此不快樂的處境。如果客戶同意這種情緒（「接受」）對他們是有用的，想像在自己身體中感覺到「接受」，並用掃描及呼吸將其引導到客戶的胸部區域核心。始終監測能量是否有會合，當然也要詢問客戶在此過程中感覺如何。

◆提示：這些解決性質或消除性質的情緒（由療癒師提供給客戶），是由客戶來決定它們的「有用性」或「可用性」，衡量的標準是解決他們不安或不平衡所需的最適當情緒。無論如何，客戶對所需要的情緒都有最終的決定權。如上面的例子，客戶可能還沒有準備好要接納「接受」，但這無所謂。因為是由客戶來決定他們想要的情緒，而不是療癒師。

請記住：能量的／情緒的引動、觸發詞，可能會隨著你所提供的情緒能量而改變，客戶會經由回應來傳達這一點，例如，客戶反應「現在非常平靜」。在這個例子中，情緒的變化是從「接受」到「平靜」，所以，我會把所提供的情緒能量從「接受」轉變到「平靜」。如果客戶說感覺好多了，那麼療程就結束了，然後用彈性光能繃帶把整個胸部區域包裹起來。如果遇到特別複雜的情況，或客戶無法以這種方式來解決問題，請嘗試方式3。

方式3：提供能量的第三種方式是結合對話。這是「轉變情緒創傷」技術中最複雜的變化，將在下面詳細討論。

結合對話以轉變情緒創傷

1. 使用4-4掃描及呼吸，用手包夾住胸部區域中心，正好位在胸骨切跡下方，並提供能量。

2. 檢查能量是否有會合。

3. 在自己心中為客戶念12種顏色。

4. 將U-NAN圖案放在胸部區域中心，並用圓球包圍起來。

5. 在圓球的內部，想像黃色及綠色。

6. 想像藍綠色包圍在圓球的外部。

7. 設定好後，就不要再理它。

8. 繼續掃描及呼吸，對自己說「U-NAN」。

9. 檢查能量是否有會合。

一旦能量流動得很好（你如何實現這一點無關緊要，目標是能量能夠會合），去覺察客戶內部能量發生了何種情況。

為了做到這一點，我感覺到手中能量場的變化，例如在客戶能量場中感到有泡泡或振動變異。這些振動的變異，就是浮現在客戶意識中的情緒或想法。至於它們是意識上的還是潛意識的，都不如你能感覺到它們的這件事重要（配合一些練習，這相當容易達成；請參考上

一節的練習步驟）。至於這些想法對療癒是否很重要，仍舊要經由詢問客戶來決定。它們可能是非常舒服的想法或是極為惱人的念頭，但你必須直接詢問客戶。不要去解釋你所聽到的話，只需重複客戶所說的完整、確切的字句。這使得客戶有能力使用自己的話語作為引導來幫助自己。客戶經常在生活中被他人告知該如何做事情，而不是允許他們以自己的真心本意來面對。在這個過程中，你不斷地支持、安定客戶，以便他們能夠解決核心問題，並對結果感到滿意。

例如，如果你對一位客戶進行情緒療癒，緣由是他在孩童時遭到虐待，而你注意到雙手之間的「能量振動轉變」，就請對客戶說：「我剛才注意到能量上的變化，你剛才是否有一個想法或情感產生？」這裡有一些可能的答案：

1. 客戶：「我有注意到一些東西，但不知道那是什麼。」如果是這個答案，就繼續發送能量。

2. 客戶：「我想到我的父親。」

我的回答會是：「你對於分享你的想法感到自在嗎？」

a. 如果客戶說「不」，我會予以尊重；這項療程是為了客戶，而不是用來滿足我自己的一些內在需要。我就只是繼續發送能量，這將有助於改變情緒創傷；但是跟實際談論比較起來，缺乏對話會讓此成為一個較緩慢的過程。

b. 如果客戶同意談論他的問題，我會說：「跟我談談你的父

親」（這是假設「父親」這個詞引起了能量的變化），療程的其餘部分可能會是這樣的：

客　戶：「我的父親以前曾經打我。」

在聽著這些話時，我持續掃描及呼吸。當客戶使用詞句描述他們的感覺時，我也同時在覺察手中的能量是否有任何變化。我會特別尋找「讓手嗡嗡作響的話」，或是在我手中引起明顯觸覺變化的字詞。在這個例子中的響聲詞語可能會是「打」，於是我對客戶重複說出這個字。

療癒師：「跟我說說有關『打』這個字。」

◆提示：請注意，我不會說：「告訴我關於『被打』」，這會扭曲客戶的話，而我不想做出任何假設。我只是單純地作為一面鏡子。但是如果客戶說：「我記得被我父親打了」，而且「被打」這個詞導致了能量的變化，我就會重複這些確切的字詞。

客　戶：「我的父親會毫無理由地打我。」

如果上述任何一個字詞都沒有造成能量的變化，或者沒有比上一組字詞造成更多能量的變化，那麼我將返回上一個字詞

（在這個例子中為「打」），並重複它。如果能量有發生變化，那麼我會重複新的字詞。例如：

療癒師：「跟我談談有關『理由』。」

客　戶：「我找不到為什麼他會打我的任何理由。」（如果能量的模式沒有改變，那就重複。）

療癒師：「跟我談談有關『理由』。」

客　戶：「感覺必須『背負』這一切是不合理的。」（「背負」是改變能量的字詞。）

療癒師：「『背負』這一字詞對你的意義是什麼？」

客　戶：「感覺就像我必須背負我曾經歷過的一切，就像我過去經歷的浮腫及毆打一樣。」（「浮腫及毆打」是關鍵字詞。）

療癒師：「跟我說說有關『浮腫及毆打』。」

客　戶：「這就是每次我爸爸失控時帶給我的感覺：有時他甚至沒有打我，他只會看著我。他真的是渴求權力。」（「渴求權力」是能量關鍵字詞。）

療癒師：「跟我談談有關『渴求權力』。」

客　戶：「我想讓他知道毫無權力是怎樣的感覺。」

療癒師：「跟我談談有關『毫無權力』。」（「毫無權力」造成能量的
　　　　改變。）

客　戶：「我做每件事都感覺到毫無權力。」

療癒師：「請問『權力』的本質是什麼？」

　　　　我稍微改變了詢問方式，因為我們似乎已經面臨一個核心的
　　　　信念，因此，我希望客戶能夠定義他是如何看待權力的。

客　戶：「權力的『定義』？這是由在我之外的事物來界定的。」
　　　　（「在我之外」造成振動的改變。）

療癒師：「跟我談談有關『在我之外』這個詞。」

客　戶：「一切似乎都從外界發生在我身上：我找不到一個是從內在
　　　　而來的。」（「找到內在」是關鍵字詞。）

療癒師：「跟我說說有關『找到內在』。」

客　戶：「我四處尋覓，但只看見黑暗。」

　　　　你可以選擇繼續執行「關鍵字／詞」練習，因為它會逐漸接近到
問題的根本原因。客戶最終會得到釋放，無論是哭泣、笑聲或僅僅得
到一個「啊—哈」（原來如此！）的時刻。他們經常會理解到，現在
所有的事物都感覺很好且完整。讓客戶決定該結束療程的時間，因為
這是關於他們的「完成感」，而不是在於療癒師是否想要繼續下去。

確保將整個胸部區域（以及你曾療癒過的其他任何區域）包裹在彈性光能繃帶中。如果感覺療程尚未完成，請繼續執行此過程，直到完成為止。但是如果療程已經持續了一個多小時，或者如果感覺這個過程已進入不停的循環或是毫無結論，我會試圖將客戶連結到他們的「光」。

我用「光」來形容某人連結到「神」、「合一」或「連結到無限」的方式。「光」的意義似乎是一個普遍仁慈的象徵 —— 比人類更偉大、更深遠的所在。有趣的是，當我對客戶使用「光」這個字時，他們幾乎都普遍地知道我所指的是什麼。有時，你需要解釋這個概念。我可能會問：「你如何與『合一連結』？」或者，「你如何知道，或者你如何體驗神的接觸？」他們可能會以各種方式做出回應，但真正的重要性在於他們如何聯繫／連結這些概念。一旦建立了這種聯繫，我會要求他們讓自己體驗他們的「光」。然後，我們在其餘部分的療程中使用他們對於「合一」、「光」所解釋的字詞。在這一點上，他們通常可以存取他們的根本、不受約束的自我。每次當客戶失去平衡的時候，如果他們記住或想像自己的「光」，便可以找到一種平靜的感覺。當他們想到自己的原始問題時，只要還留在「光」之中，就會覺得很舒適自在，而不是焦慮。當你對你的客戶提出問題時，尋找能量流的轉變。進入「光」之中會有幫助嗎？有時，你需要引導他們進一步進入「光」之中，而不僅僅只是這個空間的起始處，以獲得最好的結果。請參考下面的範例。

（繼續之前的對話）

療癒師：「在你的生命中，心中是否曾有過『光』的時刻（或『幸福』或『快樂』，無論客戶選擇什麼字詞）？你可以使用所有需要的時間去回想你過往的任何年紀時，心中曾有過的『光』。」

（既然客戶在之前的療程中曾經說過「只有黑暗」，我便請客戶回到生命的更早期去回憶，在他生命中的任何一刻是否有光的存在。）

客　戶：「當我兩歲時，有光的存在。」

療癒師：「讓你兩歲的自己，沐浴在這個光之中。他／她感覺如何？」

客　戶：「他／她感覺很好。」

療癒師：「你兩歲的自己願意示範如何重新連結這個光給現在的你看嗎？」

（這裡有很多變化的空間。許多人可以自動連結，其他人則需要你逐漸走過不同的年齡，一年接著一年〔例如，兩歲的示範給三歲看，三歲的示範給四歲看等等〕，把光帶到他們的每一部分及生命中的每一年。當客戶到達現在時，他們通常會開始感覺到完整與平靜。有時，他們會在這個時候有一個情緒的宣洩，因為他們現在已經繞了一整圈，或者釋放了「卡住」的情緒，現在可以讓它離開了。）

客　戶：「是的。」

療癒師：「太好了。讓我們開始進行吧！」

客　戶：「這感覺很好。」

療癒師：「讓自己感覺到這種連結，與此同時，讓自己越來越深入到
　　　　這個光之中。」（有時這需要一段時間，因此只需讓客戶以
　　　　自己的節奏來處理這項工作。）

客　戶：「我真的感到很平靜。」

療癒師：「太好了。當你沐浴在這樣的光之中而想到你的虐待議題
　　　　時，你感覺如何？」

客　戶：「好多了。」

療癒師：「這樣可以嗎？」

　　　　我想知道客戶對這種變化的感受。只是因為這似乎是一個有
　　　　益的轉變，但對客戶而言卻似乎不是有益的。

客　戶：「我不確定這是否安全。」

療癒師：「回到這個『光』的空間，檢視這個安全的想法，你注意到
　　　　什麼？」

客　戶：「冷靜。」

療癒師：「這樣好嗎？」

客　　戶：「是的，我覺得與它很有連結。」

療癒師：「太棒了！讓自己感覺到這種連結。」

療癒師：「你現在覺得如何？」

客　　戶：「好多了。」

療癒師：「現在對你來說，覺得這個過程完成了嗎？」

　　　　　我希望由客戶來決定療程是否完成。我可以提出我的意見，
　　　　　對我來說是覺得完成了，但我想要的是客戶的觀點。

客　　戶：「是的，是完成了。」

療癒師：「請記住，這種光永遠都存在於你之內，你可以隨時取用
　　　　　它。現在試試看會發生什麼。」

客　　戶：「我感覺很好。」

療癒師：「好極了。」

　　　　　我將客戶包裹在彈性光能繃帶（銅、銀及金）中，此次療程
　　　　　的步驟就已完成。

　　在執行療癒工作時，要能習慣於感知微妙的差異和變化。你會發
現自己將可以感覺到有問題的時期或年齡。這個方法的起始步驟是：

在心裡說出一個特定的年齡或時期，並注意能量是否發生轉變。爲了確認起見，詢問客戶是否在這些年齡時遇到任何特別嚴重的事件。與前述相同，如果他們沒有馬上意識到明顯的問題，不要強迫、督促客戶去搜尋。如果一個記憶被強烈的阻擋、深埋，客戶可能要花幾天去思索這個想法，然後記憶才會浮現。當客戶進行另一個療程時，就可能有能力去存取必要的記憶，使他們能夠解決問題。

以同樣的方法，你可以搜索與特定生活型態、前世及業力的關聯。這些都是更微妙的感覺振動，但它們是存在的，很像是尋找與特定事件相關的線索。尋找導致能量轉變的關鍵字詞，然後試看看可否乘著這個振動模式回到它的根源。（這不是必要的做法，因爲你不採用這種方法，也可以解決大多數問題；然而，如果你能夠辨別出這些微妙的模式，將可以在一個非常有趣及精采的全新層面上進行工作。）與天下的事情一樣，透過練習，才能讓你可以感知能量流中輕微且微妙的變化。你越鍛鍊你的感知能力，它們的存在感就越明顯。

這只是一個可以如何進行療程的例子。有時，客戶會哭泣或大笑，或者有深刻的感動體驗。我發現療癒情感的工作很像是在修水管：如果你很匆忙、趕時間，就不要去進行這項工程。每個人解開、釋放自己的速度都不同。上述對話與實際療程相比是相對地短，但步驟是相同的。請記住：如果客戶在四十五分鐘到一小時後，仍無法確定問題的重點，我將會帶入讓客戶找到心中之「光」的想法。如果他們在任何年齡都無法找到他們的「光」，我會回溯詢問在子宮內或甚至在轉世之前，是否存在有「光」。如果你有其他技術，可以加進適

合你的工作流程中，我鼓勵你嘗試將轉變情緒創傷技術與你的方法合併作業。如果你使用其他技術已經很成功，就請繼續使用它們；如果沒有，就請嘗試上述方法。我已經在數百名客戶身上使用這個程序，而且效果相當不錯。讓客戶進入光之中，讓喜悅流經他或她，就可能足以處理這些問題。有些客戶可能會發現「光」技術的效果有限（特別是如果只使用於單一次療程），對於那些客戶，我會建議增加並計畫未來的療程。與客戶討論這個問題，並詢問他或她想達成什麼。有了這些訊息（以及其他任何被問到的建議，如果有的話），制定一個計畫，然後依照此計畫來安排之後的療程。

如果由於某種原因，對話並不是你所習慣的，請不用擔心。你可以發送能量，然後變化就會發生；然而，這往往是一個較緩慢的過程。我個人傾向於使用療癒情感的方式，而我似乎吸引了想以這種方式探索的人。我們都各有專長。尊敬你的所知，並且開放自己的可能性。記住，只要你完全願意聆聽，宇宙就完全願意教導你。

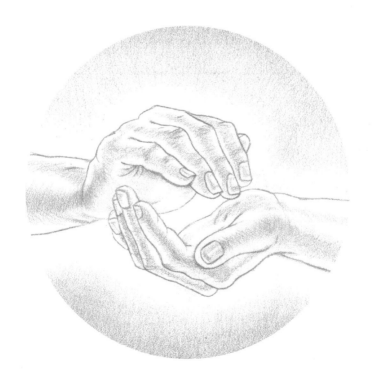

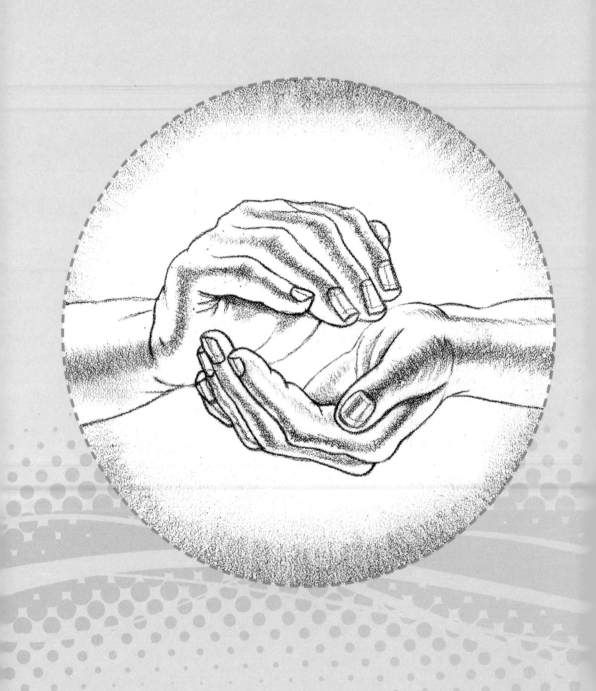

5
以開放的心，
探索新的療癒方式

學習的本質是什麼？

自由前進、無懼批判。

如果我們允許自己把體驗每一天變成一種可能，會怎樣呢？如果我們能感受到每個新誕生的一天所體現的「風味」，又會如何呢？每一天，我們都被給予選項去進行我們希望的一天。我們需要看到內在，眞正注意到我們的感受，以及我們想要如何度過每一天。我的選擇是，將一個人的和諧或整體視爲是一個平衡系統，任何情緒或表達，都是我們生活中整體平衡存在的一部分，而這無關乎一般人是否從這個角度來觀察。讓我給你一個我想表達的例子：

　　我爲了教課而到訪芝加哥，那個星期六早晨醒來時，發現我身邊以及我自身之內有雜音及不和諧。透過軟化、放鬆，讓我自己感覺發生了什麼事情，然後開始釋放心中的難題並接納無限潛能。我搜尋了導致我內心的幸福感振動的線索，同時也尋找導致我內心不和諧的原因。我讓自己去檢視「煩躁」會對我如何？（注意：如果不是它，我不會表現出「煩躁」的感覺，而是會體驗到不同的心情。）然後我開啓自己的積極觀點，讓自己去體驗。我允許自己擁抱這個積極的觀點。也許會有一個理由可能使我不高興，但是經由有意識地抉擇，我開始搜尋無限的可能性，並承認所有一切會如何來回應意識的選擇，由此，我進入一個體驗這一天的全新方式。即使有疑問產生，我選擇超越懷疑，擁抱整體。「合一性」是一種在當下時刻擁抱一切可能性的感覺，包含所有現在擁有或者你視爲現實的知識和經驗。這並不意味著我以後不會有忘記這個想法的可能性，而陷入人生的劇本中。但是，這意味著如果我夠專注，我可以有意識地選擇在受到處境的影響時，能夠如何作出決定。

我們都在體驗生命。我們越是容許，就會有越多的可能性。所有這一切都「存於當下」。我們已從許多不同的來源聽到這些觀點不下千次。根據我的經驗，「現在」才是最重要的。我們越是「處在當下」，就越不會回收過去，或者期待未來。我們權力的出發點就是現在。對你的真實自我開放並且關注留意。我們在量子觸療中使用的呼吸技術，就是這個過程的一部分。如果我們開始擔心或預期，就會被當下排除在外。這將會降低我們容許的能力，導致能量流下降，並增加客戶對接收能量的阻力。隨著我們接受一個沒有期待並且充滿慈愛的當下，無論它是基於過去還是未來，能量流都能更順利地通過我們。這將增強療癒效果，同時增進我們的生活。

我們需要存在當下，才能發揮最有效的能力。為了處於當下，我們解開每個時刻。這使我們能夠覺察到周圍的能量，並加入能夠指導我們趨向完美而不是不協調的能量。如果我們的每一刻都臨在當下，這個狀態會開啟我們，使我們較不受過去歷史的影響，而是較能採取發生在此時的事件所帶來的動機。這個「臨在當下」，創造出安詳、奇妙與敬畏。就像一個孩子隨意地度過一天，如果你還記得你的「權力的出發點是活在當下」，你也可以如此。

這個想法有非常多分歧的結果，很難去表達它真正的意思。我們與自身同時表現。我們是誰？這是一個非常簡單卻又複雜的問題。我們是自己允許自己所成為的人。雖然這可能看似平淡無奇，但每一刻，我們都有機會塑造我們的世界。從我的角度來看，我們是「大千世界」精髓的一部分。但是我們也忘記了這樣的連結。為了恢復這種

連結，我們應將其視爲一個過程，一個不斷發展且有助於我們的過程。這通常需要跨出一大步來作出抉擇。生活在這個有著天眞童心般的狀態，使我們開啓無限的潛能。你聽過多少次有關什麼事情是不可能的，然而幾年後變成了事實？取用你的個人權力，讓自己超越認可並進入無限。

當孩子在學習時，他或她會犯很多錯誤，並從這些經驗中學習。隨著年齡增長，我們卻變得僵化，這不僅僅表現在身體的層面，我們處理每一種情況的方式也開始僵固死板。有多少人記得你的父母總是說，他們都是這樣做事情的？我們是應該從過去的經驗中學習，但我們不應該去強調或假設一切事物都需以一種特殊的方式才能解決。這是適得其反的，因爲它限制了你的發展，以及可能的成就。

與孩子們不同，你不再受限於圍繞著你的限制。你擁有選擇及可能性。你可以對我說，「但這件事情正在發生！」這可能是眞的，但這卻是你可以行使你個人權力的時候。儘管有這項「事實」，你仍然可以做出選擇，因爲看起來是事實的事物，有可能只是因爲你的信仰系統認爲是這樣。你可以選擇經由改變詮釋經驗的方式，來解釋所發生的情況。

我們最大的障礙是恐懼。恐懼是限制的因素。我們的年齡越長，便越會製造「不改變才安全」的藉口。這是我們的舒適區，當我們離開它時，我們會感到害怕。年輕時，各項實驗總是令人興奮；一旦年紀大了，便經常覺得新事物不值得探索。我對你的建議是：實驗不僅

值得，而且它能創造人生的可能性，讓生活更刺激有趣。從屋頂上跳下來並不好玩，但嘗試新鮮有趣的東西卻很令人愉快。這適用於身體和精神領域。開放、流動、探索，是世上唯一又好又棒的遊戲。

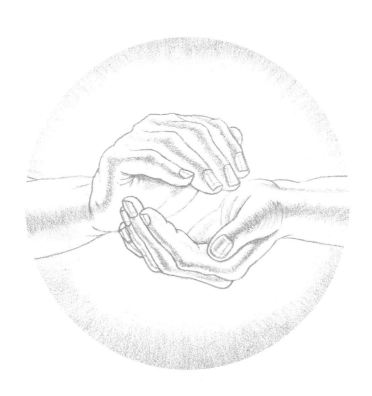

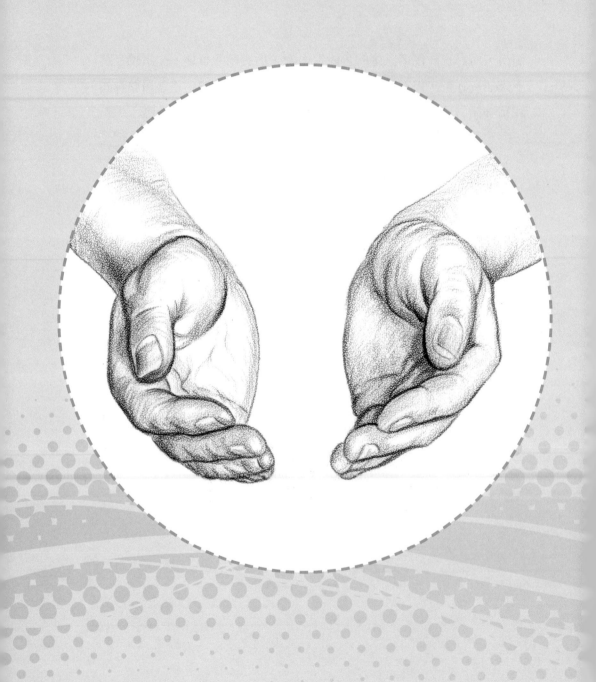

6
U-NAN：
與知識、富足、愛及長壽的連結

什麼是真實？

什麼定義了我們如何呈現自我？

是我們自己。

一個人真的有能力去影響長期趨勢下的風潮，以及日常生活中所發生的事嗎？你又能主導日常生活的結果到怎樣的程度？許多人覺得我們生活在一個偶然的世界裡，一切都靠「命運」或「運氣」。我希望提出一個看法：真正控制我們一生的是，我們允許自己對可能性開放到何種程度，以及我們如何能夠釋放先入為主的觀念，並拋棄那些在各個層面限制我們所有成功作為的可能性。理查·葛登向我介紹了下面所列出的概念，我對這些想法所發揮的成效感到非常驚喜，也非常高興及興奮地提供給你。

「創造現實」技術

　　我曾經多次嘗試去影響特定事件的結果，或者為自己展開一個新的生活方式，甚至為自己達成某個願望和夢想。我有許多筆記本，裡面寫滿了肯定自己、加強信心的詞句，或花了幾個小時去具象化特定事件的結果。但這些方法對我都不管用。經過三十多年的追尋，我發現唯一實際能運作的技術，是以下所列出的方法。自從應用這些技術後，我發現可以在許多層面上影響我的現實情況；現在，我生活在一個不斷增長流動性及豐富性的世界中。我曾經相信，一旦你要求了某些東西並且接收到它，不管心中的感受如何，都會被「保證」從此永久保有它。我發現這個觀點只是另一種形式的「認知」或自我限制。當你實現你的期望，無論是個人的榮耀、內心的平靜、還是新的手錶，延伸你的界限，並接受你所要求的一切是你與生俱來的權力，你

所可以獲得的，將遠遠超出你所相信的可能。

我了解到，只要我不擋自己的路，並讓宇宙來給予，我所希望的任何東西都是我的。地球上有足夠的資源讓每個人都可多次成爲百萬富翁。你可能會問：「我收這些禮物，可以嗎？」如果你認爲這樣不行的話，那麼我建議你要在這個問題上做一些情緒上的清理。每一天，你都被賦予權力去接受心靈的渴望之物，即使你可能沒有在意識上如此看待它。我們的心所完成的創作，每天都在提供我們像是：收到帳單、孩子的祝福、或是你收到的（或收不到的）工資。如果你收到的不是你所期待的，你會想要什麼？你會希望你的生活變成如何？如果你按照建議來應用這些技術，你將非常驚訝地看到，宇宙如何輕鬆地把所有的東西擺在你面前。

這種創造技術是基於亞伯拉罕－希克斯（Abraham-Hicks）的吸引力法則相關著作。我們爲這種技術增添了另一項修飾，因爲我們覺得它能使所有東西更快呈現。

運用上的一般準則

1. 必須是你自己想要創造的東西。

2. 你必須看到它「現在」正在發生。

3. 你必須使用積極、正向的詞語來描述你想要的東西，這些詞語必須能在你的內心引起快樂的情感反應。換句話說，你必須感受到因你

的描述所引起的喜悅。

4. 當你完成這一天的創作後，就結束了。不要再去想它。

　　這個程序不需要花太多的時間。每天的創造時間大約兩到五分鐘，直到你獲得你想要的。一旦你完成了創造過程，就不要在其他的時間一直想著這件事。你已經完成你的工作。讓宇宙來提供成果吧！

　　這種技巧有三種基本方式：兩種是一對一，一種是團隊合作。

創造現實：類型1（一對一）

1. 決定你想要實現的事物。請注意：它必須是你真正想要或希望得到的東西，而不是你認為你應該得到的東西，或者是別人說你應該得到的東西。

2. 在當下，看見自己現在已經擁有了所期望的東西，例如，完美的健康或一輛新車。

3. 無聲地或大聲地（這會使你感覺比較好）去形容你想要擁有的事物。使用能激發你內心積極情緒反應的形容詞來描述它。

4. 以下是我們對這個技術的修飾：雙手靠近呈杯狀，將能量發送到你的雙手中，在雙手之間具象化你想要的東西並用U-NAN圖案包圍住，同時對自己重複念誦「U-NAN」。

5. 將感覺與願望／圖像連結在一起。

創造現實：類型2

1.想著你想要的東西，當這個目標實現時，你的身體何處會感受到愉悅？可以是身體的任何部位。

2.將想要實現的目標放在身體的這個部位。

3.將U-NAN圖案包裹住身體的這個部位，雙手放在該部位兩旁，開始掃描、呼吸及吟誦「U-NAN」，並發送能量進入其中。用積極、正向的語詞來描述你心中的願望。

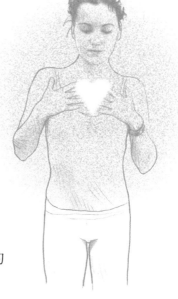

雙手放在對於達成目標會
感覺到快樂的身體部位

　　由於感受到內在的積極、正向回應是這個技術的關鍵，因此，類型2在創造現實上，可能是更具效果的方式。請選擇比較吸引你的類型。兩種效果都非常好。

例子：實現擁有新車的願望

1.雙手靠近呈杯狀，在你的手掌間具象化一輛新車（或把雙手放在對擁有這輛新車有快樂感覺的身體區域），並使用標準的量子觸療呼吸。

2.念出12種顏色，然後用U-NAN圖案包圍汽車圖像。掃描及呼吸，在內心對自己說「U-NAN」，將能量穿過U-NAN圖案進入汽車。

3.現在，讓自己完全沉浸在這個過程中。想像你站在你的車子前，微笑著並欣賞它的樣子，沉浸在擁有的快樂中。看著並感覺自己在駕駛這輛車。你喜歡這種感覺，開車時感覺很開心，你對車子的操控感到非常滿意，你對這款車的各個方面都很滿意。當你開車沿公路行駛，聆聽你的CD音響時，車子展現出奇妙的平順及安靜，你可以毫不費力地聽到每個音符。當你在高速公路上行駛時，可以進行定速巡航，伸直雙腿，享受旅程。每次坐在這輛車上，就像坐在「愛」之中一樣，如此地舒服及滿足。每個人看到你坐在你的車裡後都知道，你的快樂是如此驚人，看到這樣一個滿足的駕駛人，也讓他們非常開心……。

　　在你的創作過程中，要強調美麗及感覺的面向，讓這樣的感受真正使你驚豔。你可以說：「駕駛我的車，就像春天早晨的湖上日出：清晰、清新，以及深刻的滿足。」一種詩意的表現真的可以讓這場景活現起來，使你的內心深處感到滿足。請記住：要用現在的語氣來表達你的措辭。這是你現在正在享受的東西，而不是你未來會擁有的。這是非常重要的。經歷這項體驗，注意到這種體驗正在你身上產生的感覺，並沉浸在這樣的場景中。

　　我自己用這項技術，已經得到很好的結果。我用這項技術創造了我在量子觸療機構的工作及量子觸療高階綱要，還有我家房子的頭期

款，並且購買了一輛型式、性能、內裝都讓我非常滿意的汽車。

我用來創造量子觸療教師職位所使用的詞句及步驟如下：（我了解我不知道那份「工作」會是什麼樣子，我只知道我想要它具有如下所描述的屬性。）

1. 我開始掃描及呼吸，把能量送到我呈杯狀的手中，並對自己說「U-NAN」（在念了12種顏色之後）。

2. 我對自己說：「我每天起床後都興高采烈！我遇到的每一個人都笑容滿面，充滿快樂。因為我所做的工作及我遇到的人，讓我有這福氣享受生活的樂趣。我生活在一個不斷擴張的幸福之中。關於我的工作，有一件非常好的事情是，它就像在玩。它是創新的並且深刻地令人滿意，我賺錢的速度非凡，它就像是一個真正豐富的聚寶盆。我的銀行帳戶數字迅速而輕鬆地增長，毫不費力，像一個令人滿意的按摩一樣。與這樣美妙、開放的人一起工作，是一件多麼有趣的事情。」

3. 我將這個想法及我自己包裹在彈性光能繃帶中，然後度過我平凡無奇的一天。

4. 如果白天有衝突的想法浮現，例如：「噢，我不可能真的得到它！」請注意這一點。這是一部分的自言自語，用來破壞你將獲得的。請注意：思考或說出「我不能得到這些」的行為，其中有很多的情緒包裝。記住，與你的意念相連結的情緒，才是創造現實的本

體。當你逮到（發現）自己在做這種自我破壞的行為時，重新定義這種態度。假設你真的抓到它，就問自己：「我想要什麼？」你可以有兩種現實結果的其中之一。在這種情況下，我會對自己說：「我真正想要哪一個選擇？」如果是達成我想要的，我會說（例如）：「我清楚明白了我是如何接收並進入豐富、全有之中。每一天都是一個不斷增長的、學習的、滿足的過程，並進入令人深切滿足的生活。」

面對阻力並重新塑造想法和感受

例子：寫一本書

你想寫一本書，但是遲遲無法動筆。你執行「創造現實」技術，並使用連結到感覺的形容詞。這一次的描述是：「我終於拋開了一切，可以開始寫XXX方面的書。」這聽起來像是會帶給你快樂的東西嗎？不，不是的。事實上，這可能就是為什麼你會抗拒開始行動的原因。這裡有另一個選擇：

練習重新塑造你的想法及感受：「寫這本精采、美妙的書，是一種快樂。每天晚上我回到家，我都能掌握所有的空閒時間，我像磁鐵一般被吸引到電腦前，就只是開始打字。文思泉湧，無與倫比。語句像魔術般從我的手指流向螢幕。我感受到強烈的滿足，在夜間結束時，當我按下『列印』鍵，我看到一頁又一頁最具說服力的文章展現在眼前。每當我對書中內容進行研究時，答案就像一條流向我的知識

之河，使我沐浴在非凡的知識之中。即使是我的家人，對我的工作也是印象深刻。當我就寢時，可以安靜、舒服地休息。我知道我做了一件非常驚人的工作，並對我與我的世界感到非常滿意。」

現在，你想寫哪本書呢？

創造現實：類型3（團隊合作）

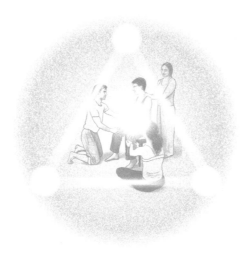

團體成員用U-NAN圖案圍繞對向客戶

1. 從團體成員中選擇一個人作為客戶。只要你喜歡，你可以與盡可能多的人一起執行，但是一個三到四人的團體是非常理想的。通常客戶是坐在椅子上，其他人坐或站在客戶的身旁。每個人都應該處於一個舒適的位置。

2. 在客戶開始描述他或她想要什麼之前，「創意助手們」（與客戶合作的人）可具象化客戶在大型U-NAN圖案內，將他們的手放在客戶身體的任意部位，然後發送能量，並吟誦「U-NAN」。（在使用U-NAN圖案圍繞客戶之前，請務必為客戶喚動12種顏色。）

3. 當客戶思考在當下真正達成自己的願望時，告訴團隊成員，他身體裡的哪個部位會感覺到快樂。這是客戶在自己身上放置他或她的手的部位。

4. 客戶用U-NAN圖案圍繞著身體的快樂區域，並在U-NAN圖案內看到或感覺到他或她的願望，開始發送能量到那裡。

5. 請客戶用口大聲說出理想情境會是如何。當客戶完成後，他的合作夥伴應該開始輪流談論他們如何看待客戶所期望的現實成真。這允許客戶從不同的角度看待他的新現實。幫助者使用的詞句或圖像，會為客戶提供非常獨特肯定的東西。對每個人來說，這是一個非常充實且令人滿意的體驗。

例子：

讓我們使用前述那位想寫一本書的人的例子：「寫這本精采、美妙的書，是一種快樂。每天晚上我回到家，我都能掌握所有的空閒時間，我像磁鐵一般被吸引到電腦前，就只是開始打字。文思泉湧，無與倫比。語句像魔術般從我的手指流向螢幕。我感覺到強烈的滿足，在夜間結

束時，當我按下『列印』鍵，我看到一頁又一頁最具說服力的文章展現在眼前。每當我對我的書進行研究時，答案就像一條流向我的知識之河，使我沐浴在非凡的知識之中。即使是我的家人，對我的工作也是印象深刻。當我就寢時，可以安靜、舒服地休息。我知道我做了一件非常驚人的工作，並對我與我的世界感到非常滿意。」

客戶的團隊會說類似以下的話：「哦！你完成的新書是多麼的美好，非常感謝你為我簽名。我看到你即將出發，進行你的新書出版推廣之旅。人們的隊伍延伸到書店外面，等待有機會來認識你，讓你來為他們的書簽名！」另一位可能會說：「有一天我聽說你的書剛剛談妥了電影版權合約。你已經收到了一筆有史以來最高的費用。」你知道我的意思。確保團隊中的每個人都保持現在進行式的措辭，就好像客戶現在正在進行一樣，只使用積極、正向的詞句。避免表示否定的想法，例如：「你不會再緊張了」，或是，「在你的詞彙中不再有『不』字。」一個更合適的說法是：「你的生活及你的前景是如此自在、舒適，更是如此積極，所有在你周圍的人都受你影響而轉為積極進取。認識你真是一件天大的禮物！」

6. 當每個人都完成後，將客戶包裹在銅—銀—金色網絡（彈性光能緞帶）中。團隊中的每個人與客戶花費大約兩分鐘，整個過程持續五

或十分鐘。當我在研討會上做這項教學時，這是學員們的最愛。使用你想要在這個過程的所需時間，但還是要留幾分鐘給教師做評論。

我每天執行創作現實技術大約三到十分鐘。有時候我會做出三、四個不同的願望，一個接著一個。當我實現一個目標時，就不再把它列入我的晨間例行工作。

當我完成一天的創造工作後，就已經結束了——我就不會再去想它。送出你的願望後，就不要再理它。不要對它執著。如果在你的一天之中，發現你的憂慮一再浮現，那就需要聆聽自己內心的話。它聽起來像什麼？也許是：「這種技術真的有效嗎？」或是，「我希望這個事情很快就會發生。」又或是，「這個技術怎麼可能完成任何事呢？」改變你的想法來對付這些陳述：「我對這些事物是如此的放鬆，這是不是非常奇妙呢？宇宙如此立即地給予，真是一種純粹的快樂。它不僅滿足了我的願望，實際上已經超越了。用這種方式來創造，真是一種喜悅。」這樣的作為可以解除任何的偏執妄想，並表現出過程中的積極面向及願望的積極性。

當你創造現實的時候，你正在做的是，把自己向宇宙中的永恆豐饒、流動來開放。對你而言，這些是永遠可被取用的。你可以讓宇宙知道你想要的是什麼，然後就不要擋在實現它的路上。對我而言，這種技術可一次又一次地有效運作。令人驚奇的是，它實現的快速以及它對目標的準確。我喜歡讓目標的描述有點模糊（如顏色、品牌

等），這樣可以讓宇宙為我供予更理想的「東西」，甚至可能是我想要卻又不知道的具體細節。即使我只有非常概略的想法，只要它與良好的「感覺」完全連結，宇宙就會給予。當你練習這種技術時，可能會發現自己變得緊張及懷疑。如果是這樣，請重寫你的說法，讓你對所說的一切感到自在、滿意。

例子：

　　也許你想要一份工作，想要自己創業，想要年收入五萬美金。如果自己創業的想法讓你感到恐懼，那麼你就會同頻化於恐懼和懷疑。這些情緒會引發一種相應的反應，在這種情況下，反應是負面的（你應該對你想要的願望產生積極的情緒反應才對），因此它產生負能量（即不太理想的結果）。因為「你不是真的想要」自己創業，所以自己創業就「不會被提供」，因為這個結果代表著你對這個願望的真實情緒。從這個參考點而言，你可以了解到，你實際上已經得到了你真正的願望。但是如果你重新定位或重寫你的願望，恐懼和懷疑不再是等號的另一邊，你的言論聽起來就會像這樣：「我有最美妙的工作。對我來說這是非常完美的。它為我提供了驚人數量的金錢，遠超出我所有的需求。我的工作擁有如此特殊的方式架構，它帶給我極大的喜悅和滿足。」這個針對你想要的新說法，允許宇宙可以在寬廣的空間及自由的參數內工作，並為你帶來快樂和金錢的滿足。

　　我相信，只要我們完全願意接受宇宙所給予的，宇宙就完全願意為我們提供任何所有的東西。我的建議是，當你表達你想要的目的

時，只要在你感到舒適的區域內操作，願望就可以實現。專注於當你擁有它的感覺是如何、當你擁有它時你會做什麼、當你擁有它時你看起來像什麼等等。這允許宇宙以自己的方式來提供你想要的，沒有限制或偏見。

平心而論，我們在過去並不是差勁的創作者，恰恰相反，我們是優秀的創作者。但是，我們都是從錯誤的角度出發，因為我們往往傾向於看到事物的消極面，而不是積極的那一面。我們的消極、負面性會引導我們的情緒，並將重點放在我們不想發生的事情上。因為我們的社會一向都是以恐懼為基調，我們被教導總是去期待、擔心災難。於是，這種「恐懼」就變成了我們創造的動力，所以我們吸引著最擔心的事情。如果我們以特定的方式指導我們的意圖，並將意念與情緒連結起來，我們就會產生或容許這個現實發生。這個現實的具現展開會因為與之相關的情感質量而朝一個特定的方向進行。意念結合消極的情緒思想會創造現實，意念結合積極的情緒思想也會創造現實。那麼，你想要哪一種現實呢？

我已經看到這項技術在許多人身上發生效果，我鼓勵你也嘗試一下，並享受結果。現在你應該了解，如果對成果的展現完全沒有內在衝突的話，你只需要執行這項技術一次就好。既然這不常見，我們建議你每天執行，直到你得到任何想要的東西。

在你利用這個技術並進入過程中時，真正允許自己去創新，因為它不應該是任何你需要去排除的消極想法列表。這一切都是關於觸動你的情感連結，並直接引導你到達目標。

152

因為你的目標隨著你已實現的成果而改變，你可以經由新發現的創意能力，邁向更深遠的目標。但在一開始，你或許會覺得你只能稍微一點點地跨越到你所感到的舒適區之外。隨著你慢慢對此覺得自在愉快，就可以讓自己看到更新且更大的視野，你就可以進入下一個層次（假設你真的想要那個東西）。你可以擁有任何你想要的東西。宇宙將無窮無盡地完成你的願望。你真正想要的是什麼？在此唯一的限制是你自己所設定的，而不是宇宙。

人們使用這種技術實現了許多美好的事物及狀態，他們傳送了很多成果的信件和照片給我。讓自己去夢想，並創造美麗與和諧的世界。這些永遠都在我們面前，唾手可得。

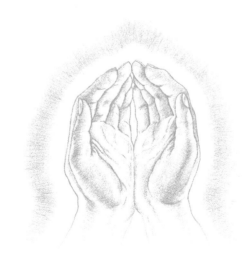

「全知」技術

　　許多人希望能夠「靈通」（channel）或「心通」（know）某些事情發生的原因，了解如何廣納更深層的知識，或從超出自我範疇處獲得答案。下面描述的技術是其中一種可以達成這些的方法。當我們在課程中使用這種技術時，是多麼驚訝地發現，有多少人得到他們問題的答案，並且是如此地快速。讓自己有「玩心」是接受力的主要關鍵。實現可能性的原因（至少是部分），在於我們是開放且非批判性的。請從這個角度來精進、享受這個技術。

全知個別步驟指南

1.將自己置於U-NAN圖案的白色球體中心，並且吟誦「U-NAN」。

2.詢問你的問題，並容許答案產生。

3.看到自己在U-NAN圖案的白色球體內部中心，並且吟誦「U-NAN」。

◆提示：當你做這項練習時，讓白色的球體盡可能地擴大，直到讓你感到舒適的程度。請完全處於白色球體的中心，讓白色球體延展、擴大來包圍你周邊，並且全部穿透過你（你與球體完全都是白色的）。

正如我之前說過的，只要你完全願意傾聽宇宙所要說的，宇宙就完全願意教導你。這意味無論你得到什麼樣的答案，你必須讓自己聽清楚宇宙所說的話。這並不表示你不能改編這個問題；這只是說，你必須以開放的心胸和心靈來傾聽。

　　通常你應該讓這個冥想進行大約二十分鐘。許多人發現，他們在這個練習的最初幾分鐘內就得到答案。如果你想要的話，可以問更多的問題。你甚至可以要求更清晰的答案。例如，如果你想知道如何清楚地看到能量，你得到的答案是：「打開你的眼睛。」但是這個答案太籠統了，所以你可能會問：「我能做哪種練習讓我能清楚地看到能量？」一個可能的回答是：「站在距離鏡子大約九十到一百五十公分處，選擇一個淺色的背景。初開始時，先用柔和的燈光；當你已獲得這個能力時，光線就可以調得更明亮。現在，使你眼睛的焦點變得柔和，看著你頭部周圍的區域，使用一個柔和的、幾乎是『外圍』的焦點。等待並放輕鬆，記得呼吸，注意你所看到的。」這是你可以使用的訊息。如果你在冥想中沒有得到答案，請等待兩、三天，然後再提出這個特定問題。如果你願意傾聽，通常宇宙將會提供來自你周圍世界的答案。祂顯示給我的答案，就是我在這裡所描述的方法。

例子：

　　我想知道如何能增強看到或感知能量的能力。我收到一個答案，內容是我應該打開我的雙眼，此外，沒有其餘更多資訊。大約兩天後，我跟朋友聊天，他們描述了一種他們所發展出來可增加能量流的

技術。我嘗試了這種技術，雖然沒有增加我的能量流，但它確實提高了我感知能量的能力。真是意想不到的結果！重點是，我對任何可能性都採取開放的態度，並且只是繼續我的日常生活。但這真的有用。別人會問：「我怎麼知道我沒有編造出這個答案？」我的答案是，你必須相信自己和宇宙。人們之所以接收不到超自然的認知，最常見的原因是自我懷疑。相信你自己。你經常是對的。事實上，我必須說，我覺得人們比他們想的更經常是對的。經由練習、知識常理和信任，一切事情都會變得有可能。

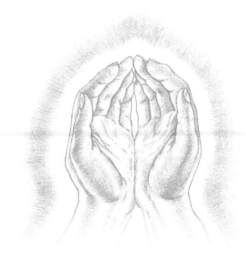

廣納宇宙的愛

下一個技術的目的是在取用宇宙的愛：它的意義及本質。這是一個非常深刻的個人經驗，可以讓你深入內心，開啓你通常需要窮極一生追求所能得到的領悟。我一直喜歡縮短學習路徑！

「全然的愛」個別步驟指南

1. 雙手以三明治方式包夾心區，並發送能量。（這種技術，可全程使用任何最吸引你的呼吸模式。）

    ● 如果是在自己身上操作，你可以將「能量的」手放在胸部前後或兩隻手放在胸前，使用三角定位法（這在對自己療癒時會感到更加舒適），開始發送能量。

2. 在心區中心設定 / 具象化 U-NAN圖案，並用圓球包圍它。

    ● 在圓球裡面放入洋紅色及粉紅色。它們應該像雪花碎片一樣，顏色不會變化，粉紅色總是保持粉紅色，洋紅色總是保持洋紅色。設定好後，就不要再理它。

為了使用三角定位法傳送能量到心區，將兩隻手放在胸前

157

3. 繼續發送能量。能量有會合嗎？

   a. 如果能量有會合，太棒了；如果沒有，請執行擴增技術。再次檢查能量有會合嗎？

   b. 如果還是沒有，請達到更多容許的空間。發送能量。

當我為自己實施這項技術時，效果非常令人滿意，讓我有深深的關懷及平靜的感受。它感覺非常偉大、包容，遠遠超出了日常的自我。

反轉老化，延長壽命

許多人問我，是否有方法可以延遲或扭轉衰老過程，以下的技術似乎就能做到這些。然而，這需要堅定的決心，因為這是一個需要每日實踐的方法。當進入這種現實時，除了要考慮許多其他的事情外，你實際上正踏入一個全新的範疇。現在，你將不再像你的朋友及／或親戚一樣，以同樣的速度在時間線上前進。當你停止老化時，你將開始從一個非常不同的角度看世界。其他人通常無法以跟從前相同、慣用的方式來理解你的行事作風及原因。你將能夠在身體上做到許多與你同齡的人無法辦到的，而終究，你會因為這些及其他的變化而開始踏上（漂離到）另一條人生路徑。這不一定是好還是壞，它只是變化的副作用。超越平常的作為，會使人與常態分離。你需要問自己，這是否是你真正想要的。實驗並嘗試一段時間並不會有任何傷害。事實上，我推薦此項技術！特別是當你已練習這種技術多年後，準備好經歷比你預期還要更深刻的變化。

「反轉老化，延長壽命」技術個別步驟指南

反轉老化技術是設計來讓你回到「恰當」的年齡。如果你比這個「年齡」小，那麼你會注意到衰老過程的減緩；而當你達到這個恰當的年齡時，就會停留在那個年齡。如果你已超過最佳年齡，那麼你將逐漸反轉衰老過程，直到回到最佳年齡為止。如果想要再次開始老化，就請停止冥想。當你已「462歲」並決定不再繼續這個過程時，請不要害怕，你不會立即化為灰燼，你只會再度以平常的速度開始老化。

無論你的動機如何，如果你練習並允許自己進行反轉老化過程，這項技術將帶給你許多好處。最起碼的好處是，它會幫助你打開身體中的能量通道。它能帶給你更多的能量，使你更平靜、祥和並擴大你的能量領域。我已經觀察到，此冥想會將你的能量場擴展到身體以外三到三點六公尺，並發出極大的流動性及平滑度的感覺。在開始使用這種技術的前後，去感覺雙手之間能量感覺的差異。這將非常令人愉快。

你可以為自己或其他人執行此技術。這項技術的關鍵就是天天例行性操作。

1. 開始用「6-6呼吸法」慢速呼吸。

2. 為你正在進行療癒的客戶（或你自己）執行擴增技術。

3. 將U-NAN圖案由上向下穿過頭頂，穿過身體的各顏色層，進入肚臍上方的腹部中心。這會將它置於白色生命能量橢圓中。內在吟誦「U-NAN」，建立共鳴，盡可能地保持6-6方式的呼吸。

4. 你會感到能量強度的跳躍或提升，一個超速度的轉換。當此發生時，請將呼吸加速至「4-4方式」。

5. 開始旋轉或渦旋圍繞U-NAN圖案的白色生命力橢圓。要非常快速地旋轉這個橢圓。

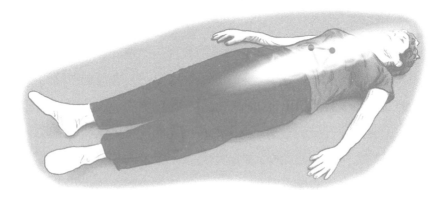

白色生命力橢圓旋轉圍繞著U-NAN圖案

6. U-NAN圖案及「OO-NAAN」音調，自然地從U-NAN的白色球體中輻射出能量，猶如太陽的日冕。

7. 一旦能量感知真的很順利（即當你檢測到能量從U-NAN圖案均勻地輻射通過整個身體時），就讓自己使用任何舒適自在的呼吸模式，同時繼續掃描－呼吸，並在內心對自己說「U-NAN」。

8.當你想要結束冥想時，停止掃描及呼吸，並對自己說「U-NAN」，
然後將整個身體包裹在彈性光能繃帶中。

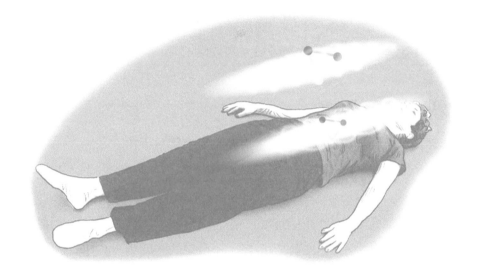

此為當白色生命力橢圓圍繞U-NAN並以最佳速度旋轉時，艾倫所看到的練習者景象
（在練習者身體前面有橢圓形白光的鏡像）

旋轉、渦旋U-NAN圖案周圍的能量，會激發身體所有細胞的白
光／生命力能量。這種振動反轉了每個細胞核的時間線，使其更活
化、更年輕。我已經觀察到，當你做這種技術時，U-NAN圖案的白
色中心會明亮發光；在完成冥想之後，它仍會繼續發光。

當我觀察這個過程時，我注意到，當你操作延長壽命技術五分鐘
的時間，U-NAN圖案的白色中心會繼續發光約兩個小時；當你冥想

二十分鐘後，白色中心會自己繼續發光約八個小時；當你練習整整一個小時，白色中心會繼續發光約二十四小時。練習超過一個小時以上，似乎並不能使白色橢圓發光超過二十四小時；但練習不到一個小時，會使發光時間短於一天。這就是為什麼我們會說你需要每天冥想一個小時，以便從冥想中獲得最大的效益。

冥想效果最大化指引

1. 要得到這種技術的最大利益，需要每天執行一小時。

2. 為了得到一些可被察覺的好處，所需的最短時間是五分鐘。

  ● 如果你想要，可以將所需的一小時分解為十二組的五分鐘，或者使用合計一小時（例如，三個二十分鐘的時間段）的任何組合。當這種技術在連續一小時內完成時，會產生更加動態的效果；但是如果分段完成，它仍然可以有令人滿意的工作成效。

3. 如果你執行超過一小時，那麼這個效果不能「移轉」、「跨越」到第二天（例如，如果你一天練習一個半小時，這並不意味著第二天的練習只需要半小時）。

反轉老化技術已知的好處

當我第一次學習這種技術時，我每天練習約二十分鐘，我注意到感知有所改善。當我練習整整一小時，我注意到通過身體通道的能量

流明顯增加，以及一些體內的療癒和整體的大型變化。我注意到身體能量有所改善，性慾輕微的增加。對我來說，外表的變化一直很輕微，但是可被發現；白頭髮有稍微變少，皮膚有更年輕的外觀。 請記住：我只練習了這種技術為期幾個月而已。我決定嘗試其他冥想或技巧來縮短反轉老化冥想的時間，或其他事情占據我的時間，所以我停止了這項技術。我確實喜歡這些變化，但我也必須遵循自己的內在指引及能量流。我還沒有找到一個縮短這個過程的方法。

其他一些人在練習這個技術後，身體已有顯著的變化。特別是有一個人在幾個月內，頭髮和鬍鬚從完全白色變到夾雜著黑色。他表示，他的個人能量有了很大的提升，性慾也增加了，這是能量增強的副作用。他一直在努力健身，已經減重了十五公斤。我已經與六個人討論過，他們在使用這種技術後，都注意到外表及其他體能進步的變化。這些變化幾乎都是由於每日執行技術而來。有一些冥想的變化型可能會對你有用。例如，有些人在進行冥想時，會具象化大約是十六到二十歲時的年輕模樣。他們看到／感覺到自己正在運動、享受生活，就像他們再次是那樣的年齡一般。他們認為，經由這種展示自己目標的態度，可以擴增、加強技術的效果。其他人則具象化自己是他們未來的自我，而且是既年輕又健康。

延長壽命技術更多練習選項

選項1：另一位獲得非常驚人效果的人，過著十分繁忙的生活，她每天的工作時間為十二至十五小時。這位女士只有非常有限的空閒

時間，所以她以一種冥想的方式啓動這項技術，然後就過她的一天。她執行了一小時的呼吸及掃描，但同時也在進行正常的早晨例行工作。她刷牙、吃早餐等，同時呼吸及掃描，並對自己說「U-NAN」。當她完成練習時，她將自己包裹進彈力光能繃帶裡，然後過她的一天。她表示，她的白頭髮已經消失了。有趣的是，她的上臂原有長期神經損傷，於兩週內完全復原。這可能是我被告知或看過的最快速且最驚人的變化。

選項2：人們在睡著時也執行這種技術。他們使用冥想方式（一種安靜及高度專注的方式）來開始過程，然後他們告訴自己保持呼吸及掃描，並在睡覺時對自己說「U-NAN」。他們有分享說，有時他們在兩、三個小時後醒來，還在呼吸及掃描，然後把自己包裹在彈力光能繃帶裡。

哪一種具象化方式是最好的？這取決於你，以及你的專注力。我個人覺得這些技術都很有用，而我選擇使用的技術取決於當天的心情。我們每個人都有所不同，尊重你的感知，讓內心的智慧引導你。在你的容許狀態與你所注意到身體及心理變化的速度之間，似乎確實存在著一個連結。你進入容許的狀態越深，變化就越快。

這裡的關鍵是，不要侷限在這項技術僅會反轉年齡的這個觀點，而是要開放自己的所有可能性。每天都需要固定冥想一小時，人們雖然會注意到身體的變化，然而對於我們大多數人還是會覺得有些困難。但是，即使你每個月只有執行這個技術五分鐘，你還是會有受益的經驗。

讓自己玩耍及實驗，看看這會帶領你去哪裡。我發現，當你執行這項技術十五分鐘或更長的時間後，你偶爾會踏上心靈精神的旅程。如果你有這樣的經歷，你可以選擇真正去旅行，或是專注於現時的冥想。我大大地建議你去做一趟心靈之旅。每次我讓自己有如此的經驗時，總是得到令人震驚和深刻的滿意。你隨時可以彌補冥想的時間。玩心、容許及實現：這是一個令人非常滿意的生活狀態，而且經由這個冥想就開始培養了。

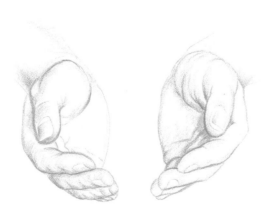

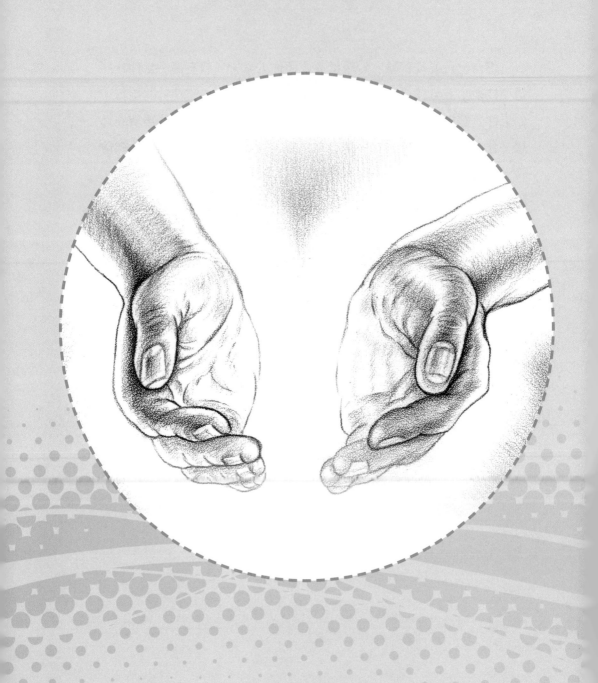

7

聚焦能量的方式
和可能碰到的問題

如果我們像蘆葦一樣柔軟，

我們就可以適應任何事情。

尋找正確的療癒位置

「問題是，應該把我的手放在哪裡？」一般來說，我們是把能量發送到疼痛的部位。不管你是用三明治包夾法或是三角定位法，都沒有將能量發送到一個會合點的那種重要性。從這個選擇的會合點，能量將會開始擴散，並隨著它的擴展，引導你到下一個需要療癒的位置。例如，如果你在療癒客戶的肩部，但是手肘也同時需要療癒能量，那麼將能量發送到肩部很可能會使肘部有疼痛感。如果發生這種情況，請將雙手往下移動到肘部，並將重點放在那裡。疼痛會引導你到需要去的位置。

這裡有另一個聚焦點的選擇方式（釋放懷疑，擁抱容許）。問問你自己：「如果我每次都可將能量導引到任何我想要關注的位置，如果這麼做非常容易呢？如果不花力氣就能做到呢？」在現實中，除非你認為有必要，不然一切都不費任何力氣——只需要容許。

面對難以捉摸的疼痛時

　　如果疼痛從一個地方快速跳躍到另一個地方（大約每隔一或兩分鐘），通常意味著客戶有一些情緒上的不平衡。就好像疼痛在說：「我在痛了，但不要在這裡看著我；我現在又跑到那裡了，但是不要靠我太近。」這就表明你應該要專注在「情緒療癒」了。一定要先問客戶，是否願意以這種方式進行探索。說明的內容是解釋這個過程可能需要有一些對話。你不要去期望一個療程應該如何進行。作為一個療癒師，你的角色是在提供協助，而非批判，並且工作也不會因你已設定的期望而變得更容易進行。掃描、呼吸並提供能量，然後讓宇宙來處理其餘的部分。

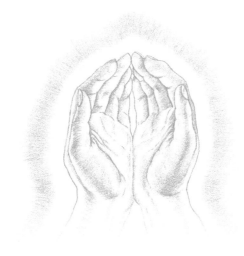

更深入了解身體的能量流動

激發能量更有效地流動的方法之一是，將能量具象化為如在體內流動的水流。當能量從手中散發出來時，具象化能量聚焦或指向你要發送的點上。一旦你感覺到這個焦點後，就確實地強調這個感覺或將它具象化。這種圖像或感覺越被強化，你所感知的內容就會變得越一致。一段時間後，這些都會變得習慣而自動。

被療癒者的角色

定期在療程中探詢你的客戶，觀察他或她的情況。在你工作時，當一個區域感覺像已完全療癒後，就移動到下一個需要關注的地方。詢問客戶是否認為現在是移動到下一個位置的時機，這也是一種適當的做法。我喜歡客戶給予我很多回饋，讓他們感受到有參與這個過程的一部分。有時，客戶會問：「我該怎麼做才能幫上忙？」或者，「我想要幫忙。」遇到這種情況時，如果他們喜歡，可以請他們配合你的呼吸模式，或是要求他們進入完全放鬆的狀態。我發現，如果客戶嘗試去具象化某件事情或是執行一種奇特的技術時，他們總是會過度努力嘗試，以致降低了療癒的效果。請記住：你自己越放鬆，客戶也會越放鬆，效果就會越好。當你要調整骨盆時，請客戶採取站姿是一個理想的選擇。如果他們對此感到有些緊張，向客戶解釋這個姿勢是暫時的。一旦骨盆調整對齊完成後，客戶就可以坐下或平躺。

釋放緊繃，擴展能量的可能性

時常檢視你雙手的緊張程度。你可以讓別人輕輕地抬起你的手指，讓它回彈，產生一種「啪嗒落下」的感覺。這是你所要採取的觸摸形式。雙手和手指都應該時時感覺放鬆。以上是一個很好的測試，看看你是否真的允許你的手可以與客戶進行交互作用，抑或是處於緊張狀態，從而減少可流經雙手的能量。

盡一切所有可能，進入容許狀態。你越是進入容許狀態，就越容易讓能量流經你，並且越容易將能量傳送進入組織中。重要的是，要記得呼吸及掃描。當你高度集中精神時，很容易會忘記這一點。重要的是，保持呼吸及掃描，這將使你不會從客戶那裡吸附到任何東西，並且是從宇宙而不是從你自己汲取能量。

在執行療癒工作時，問問你自己：「如果我能享受並沉浸於我的工作，會如何呢？如果我每次工作時，全部的時間都很快樂呢？」這種「可能性」會如何影響能量，特別是影響能量穿過客戶組織的能力？大多數情況下，這些想法會發生重大變化。例如，有些客戶表示，感覺能量更加流暢：沒有能量的阻礙，感覺可能性是無限的，而這些無限的可能性發生在你所關注的位置。依循這種態度，萬事都感覺美好。享受其中，讓能量自然流動。

覺察自己內在所產生的疑問。這通常是理解你所設下的侷限性，以及為什麼要將它們放在那些方面的關鍵。應該要問問你自己：這項

療癒工作將會帶給你什麼？你需要放棄什麼類型的思維，才能完成你想要的目標？這關係到我們是誰，以及我們希望成為什麼。記得，要有玩心，這會讓學習變得更有趣。

其他要注意的面向

當能量會合時，經常會感覺就好像你的雙手匯聚在這一點上。一旦能量會合時，對客戶使用擴增技術來進行實驗，看看會發生什麼。給自己足夠的時間來探索及了解不同的技術可以達成什麼。即使你長期以來都一直在執行這項工作，詢問客戶的回饋，仍然有助於了解所發生的情況。學習是一項持續的過程。要時常監督自己是否正在呼吸及掃描全身。吸氣時，有掃描到頭頂嗎？呼氣時，你是否能夠將能量經由手臂內部向下傳送？你真的感知或感覺到了嗎？能量是否有提供肌動覺反應？當能量確實會合時，感覺像是一種強力的連結，你經常會經驗到的是：你手中的熱感會增加，或是客戶感覺到熱感的增加。

改變你想像能量進入客戶身體的方式，也是需要的。通常最有助益的做法是把它想像為水霧滲入。我以前提到過這樣的想像，但這與你現階段的能量工作是相關的。將能量想像成一股水霧，將為客戶提供舒緩或非常甜蜜的感覺，並給予深切的滿足及釋放。檢視你自己是否樂在其中。如果你把工作看成「確實是一個感傷和嚴肅的場合」，客戶還是需要從你對工作的輕鬆態度中得到益處。要讓工作變得更有趣的一種方法是，具象化你最喜歡做的事情，並將其置於你所選擇的能量「會合點」上。能感覺到這種發生在組織內的愉悅，是非常重要

的。這些感知能量和組織接收能量的方式，通常會引發驚人的變化。當能量確實會合時，通常會感覺到能量似乎活了起來。那種感覺可能像是花朵的綻放，或者可以感知到能量在客戶的身體內做全方位移動，而不僅僅侷限於特定的地方，即使你是專注於將能量發送到特定的位置。

這項技術最重要的部分是，使能量在某個特定點會合。此外，能快樂地執行也很重要。理想的方式是，能夠進入並探訪你自己的空間，使你能夠暫停批判和期望。觀察當能量剛好以你喜歡的方式運作時，「感覺」如何？客戶也會因此注意到自身的重大變化。我們是經由經驗來學習，所以要去留意和觀察。

要認真看待你的呼吸－掃描，維持你穿過手臂內部以及周圍的能量感知。向客戶發送能量的另一種方法是，想像你的掌心中有巨大的能量開口。用這種具象化的方式來運行能量，你將可創造一股強大的能量流動感，這同時也是一種更輕鬆、不費力的感覺。除了我們自己想像的限制之外，是沒有任何侷限的。

如果你的呼吸較淺，或者你發現自己很難快速呼吸，那麼可放慢速度，並練習穩定、深入、均勻的呼吸，這會讓你好好地執行工作。掃描及呼吸是運用於汲取、並集中通過身體內部和周圍療癒能量的方法。這是一種更有活力的呼吸方式，可以提高並加強能量的流動。找到一種舒適、主動並可持續的呼吸方式。當你需要增加能量流，或者感覺你可能會接收到客戶降低的振動時，可使用1-1（火呼吸）或2-6

呼吸 ❶ 等更快速的呼吸模式。這兩種模式都能快速移動大量的能量，但是也很難持續很長一段時間。當你專注於容許及進入深度的組織中時，較慢的呼吸法會使你可以更加集中專注力。

有些人發送能量，但不確定是否要釋放所有的能量。他們擔心能量可能會太強大，或者（基於某種原因）如果全部送出，就會造成劇烈疼痛。你不會給予太多的能量，所以就發送所有的能量。這個能量的來源是無限的，每個接受療癒的人，一生當中一直都在等待這種能量。這就是他們所熱切期望的。這就是它所關心的。人們傾向於懼怕自己的力量，更甚於害怕失敗。

量子觸療最可能讓人感到驚奇的是，無論你是給予還是接受，對任何人而言，它都表現得非常好。有了一些容許及更多的關注，令人難以置信的體驗，更可能發生在你與你的客戶身上。通常，強烈、精細及廣泛的具象化，會將能量聚焦在理想的方式上。這種具象化包括所有的感官，而不僅僅是視覺而已。感知才是關鍵——你的力量在於你如何具象化，並結合你相信你可以做的，以及你允許自己體驗超出日常觀點的程度。

例如，假設你有一種感覺（或者你感知到），客戶身體的一個區域需要被療癒。在你心中的視象（心靈之眼），「培育」一種視覺上的感覺，就如同一個母親懷著無盡的慈愛抱著孩子——一個帶給你無

---

❶ 譯註：作者指的應該是「2-6型的下坡式呼吸法」，2-6呼吸法是量子觸療中輕鬆的呼吸法之一。

與倫比「正確感」的形象。當你把這個影像作爲發送能量的焦點，你便提供了一個獨特的觀點，並且碰觸到這個客戶可能永遠不會被探詢的深度。但由於你允許自己的直覺來引導你，能量便會以完美的方式到達客戶。當你超越個人觀點的限制，讓自己進入越來越大的可能性，你就會創造出驚人的變化。這種變化並不侷限於你如何向客戶提供能量，但它卻會改變你在日常生活中與他人互動的方式。如果你能讓自己感受到這些經驗，你的一生就會開始轉變，世界會在你面前展開。從長遠來看，這意味著這些技術有助於將宇宙的奧祕介紹給我們。

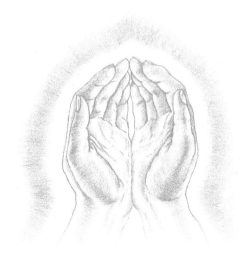

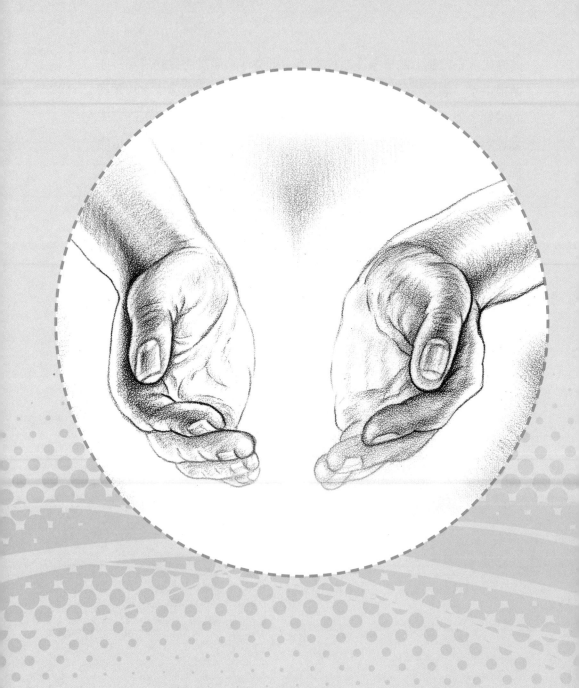

8
共振的再探究

雖然我們站在巨人的肩膀上，

然而，我們依然站立著。

改變一定會發生

　　如果我們真的能夠提升他人的振動，爲什麼有時候會沒有變化呢？請記住：我們所能做的，就是提供能量。是由客戶決定是否要選擇改變。有時發生這種情況，真的很令人沮喪。有時我發現，在處理強烈阻礙鎖定的模式時，可能需要長達一週或更長時間（依每天的療程而定），能量才能達到「臨界點」。這是產生可觀察到的變化所需的能量。發生的可能原因是，客戶已經能量耗竭，再也沒有儲備量。（這種情況最常發生在當人們深切地否認或疏離自己的感覺時。）經由多次療程，能量開始積累，客戶的系統獲得足夠的能量儲備，就開始提供給一部分似乎是最平常的問題。

　　這種模式的另一個原因是，在情緒上，客戶並不真的想要改變。我的朋友有一個客戶，工作時被一棵倒下的樹擊中，以致脖子上的椎骨破裂。頸部經過手術及內部固定，導致他持續患有輕度至嚴重的疼痛。他申請全殘補助，接近半退休狀態並領取原來四分之三的薪水。他開始定期接受療癒，經過三、四次療程，疼痛越來越減輕。他開始從事兼職工作，看起來好像他正邁向全面康復。然後，他停止接受療癒。當被詢問原因時，他說，他認爲他的情況「沒有真正變得更好」。這與客戶的回饋並不相符。我的朋友意識到，如果客戶完全康復，他的殘障給付就會被終止，他就必須回到正式的全職工作，而這不是客戶所希望的。雖然這是部分無意識的想法，但顯而易見地（對客觀觀察者而言），比起改變生活方式，客戶覺得感到疼痛還比較舒適。

上面的例子說明了一個人選擇展開（或過著他或她的生活）的方式，取決於他們自己。不要把這種情況看得太嚴重。我們每個人都選擇了一個生活方向，並且伴隨著這些決定，收穫它們的好處或壞處。以局外人的觀點來看，人們的問題總是比較簡單。當你不再「演戲」時，就很容易得到答案。一旦陷入劇本中，你所看到的，就是這一切的表徵，而且沒有其他選擇和出路。如果有足夠的時間和足夠的能量，我認為每個人都會經歷變化。或許不會以他們或你所期望的方式來改變，但事情是會有所轉變的。幾乎沒有任何一種阻礙可以在足夠能量的衝擊下，完全保持不動。根據以上的訊息，請記住：客戶才是療癒者。

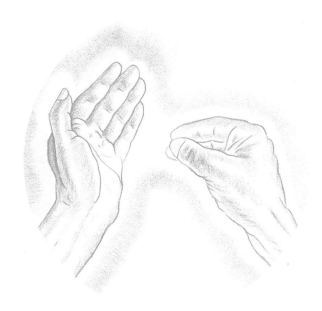

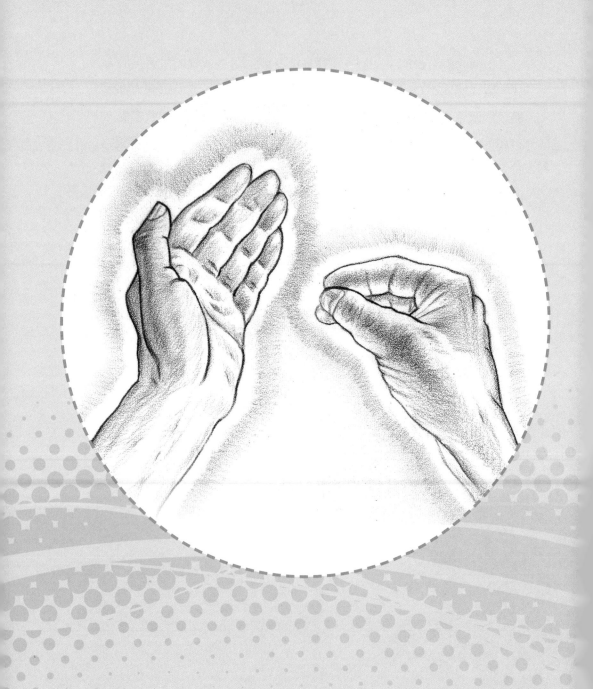

9
U-NAN 及真我

我們的存在是為了一個目的：

知道我們是誰。

隨順真我的振動

在長時間使用U-NAN圖案工作之後，我注意到的一件事是，它似乎開啓了到達「眞我」中心的路徑。當我與其他人一起進行能量工作時，觀察他們的胸部區域，有些人會從胸部區域散發出光芒或光暈。這種情況發生在許多人身上，他們實行大量的冥想，從「心」的角度看待世界。

我也注意到，一個人使用U-NAN圖案的時間越長，這種光暈就越強烈。它也會在驚人的短時間內發生，通常只需幾個月。這縮短了到這個空間的旅程。這意味並暗示著一種認知或開放，通常只存在於冥想多年的人之中。

你可能會問：「對此，有什麼理由需要如此興奮？」任何能縮短通往眞實自我途徑的一切都值得關注。一個人接近這個階段的跡象是：一個尋常放鬆的世界觀，每天都看到人們的美好之處，具有目標的積極感及內在的整體幸福感。

那些從事量子觸療的人，常常會注意到自己擁有一種幸福的感覺。當你掃描及呼吸時，會產生很多好處，其中之一是內在的寧靜。這一部分是因爲你一直在運行大量的能量，同時也是因爲我們的重點是在幫助別人。當你添加12色彩冥想及U-NAN圖案時，你不僅增加與「萬有一切」、還有結構基本構成的連結，甚至是該結構與「萬有一切」的相關連結。如果你執行12色彩冥想，會開始看到它呈現出

一組顏色光譜，表現出平衡與和諧。12種顏色是健康細胞能量的標誌，隨著細胞開展出更多的健康，你的身體和生命也開始反映出更大的和諧。你可以說，12種顏色是從「萬有一切」發出的，給予你一個平衡的出發點。U-NAN圖案即是這個平衡的下一步。這是所有物質的基本構件所產生的一個例子，或是實體／視覺的表現。使用此圖案的行為，會不斷刺激你的系統的振動。曝露在這種振動刺激之下，會導致你與U-NAN的「振動」同頻化，這又將使你更深入地連結到「萬有一切」的源頭模式。

能量工作的本質就是跟隨振動。振動是視覺上還是運動上，無關緊要。去留意你如何感知能量的訊息，並且開始探索的過程。這條引導你的路徑依個人而不同，但是我們每個人都有一個共同的線索。

當你對你的真實自我開放，並把注意力集中在那裡時，你就會體驗到它的振動。一般而言，這個區域會呈現金色，在利用U-NAN圖案（經由你的意念關注）之後，它經常被一個三角矩陣所包圍，並引導你進入心區中心，很像是一幅曼陀羅。曼陀羅是一幅繪畫或圖片，通常有一些重複的圖案吸引你到它的中心。這個中心會使你改變諧波、共鳴，或者引起你對自己某些「理想」方面的共鳴。當發生這種情況時，可能會有以下幾種可能性：

1. 一種可能性是讓人接觸到心。一種溫暖而美好的感覺，以及奉獻的本質，都是這種振動的屬性。

2. 另一種可能性是「真正的自我」。這種經驗深深地埋藏於這個

空間之內，並存在於當你讓自己真正去體驗這種振動的時候。在那裡所體現的溫暖和美麗常常令人震懾，對所有事情都有深刻的連結感。這些經驗並不是這項工作的獨特之處，但比起其他許多療癒方式，它們就是可在更短的時間內得到。雖然仍需要努力才能實現，但是要容易得多。如果你熟悉共振及同頻化的想法，這只是另一個例子。當你與自身之內或以外的任何事或任何人（經驗、模式、情緒、思想、人物等）交互作用時，你會受到最小的影響，而且你可以選擇是否與它同頻化。不管你受到怎樣的影響，如果你選擇接受它進入你的個人世界／經驗，你就會與它同頻化。U-NAN圖案是另一個振動的指標：由你來決定振動能提供給你什麼，並帶你去往何處。請記得：這種冥想練習並不是萬靈丹，它仍然受到人類心理弱點的影響。

根據我的經驗，任何行動或行為，都會讓你處於特定振動之中。當你與振動同頻化時，你就會改變。這種變化可以是漸進的或快速的，取決於振動為你提供的舒適度。如果這種振動在某種程度上是令人愉快的或「讓你心動的」，你就會被吸引，並開始在日常生活中「進入」這樣的振動。這是成長和變化的本質。有人把這種改變稱之為奇蹟，有人稱之為有害，而你握有讓這個振動帶你去往何處的最終決定權。

增加能量效能的方法

當你掃描及呼吸時，你感知到什麼？這是什麼樣的感覺？以這種方式向自己提出問題，可以為你帶來更多的可能性。

我們都想在工作上產生巨大的變化。然而，追求結果的同時，卻也陷入慾望的陷阱。靜觀注意發生什麼事情；我們對結果的期待，與我們想要達成的希望是一致的。當我們對結果有所預期時，便不會容許能量做它最擅長的工作，那就是到達最需要的地方，並允許客戶的身體對其所選擇的能量做出回應。這是療癒師所創造的最大阻礙之一，就是阻止能量在客戶身體內輕易地會合。讓身體的智慧來運作，你只要提供能量就好。

當心理上的態度只是在提供能量時，療癒工作的表現最好。能量的使用方式，取決於我們發送能量所到的組織及／或人。當我們可以完美地提供組織能量且沒有慾望或期待時，變化會發生得更快。當不評斷、不抱期待地提供能量，就會產生更大、更深的結果。這並不意味在評斷狀態下提供能量是沒有用的，只不過客戶會很難去運用它。就像送給人們一顆美味的蘋果，但是他們並沒有牙齒可以享用。如果你告訴他們，你可以以任何他們喜歡的方式來準備蘋果，他們就可以用最適合他們的方式來享用。

最簡單且自由地提供能量的方法之一是，盡可能脫離當事者的角色。這樣做之後，再加上可能性及探險，你就可以與客戶進行更深層

次的連結。將能量發送並集中到特定區域（能量的「會合點」），是促進療癒的好方法。這需要更多療癒師的關注，但也為療癒創造更多的能力或力量。

練習這些覺知狀態，並且使用更深層次的容許，以逐漸讓自己進入更深刻的一面。最容易學習的方法是，經由優秀能量感知者的教導，他可以引導你，以便你可以看到或感覺到他們所描述的東西。也可以經由專注於心區中心，盡可能遠地進入你的中心，來達成相同的成果。這使你可以存取更多深刻且未曾了解的容許狀態。有些人能夠很自然地就進入這些境界，其他人則可以透過教導而達到。放鬆身心，懷著玩樂及探險的精神來進行這項工作。

如果量子觸療呼吸法是我們用來存取某些能量的工具箱，那麼，我們添加到工具箱中的工具，會增加我們療癒的重心和有效性。你對感知及處理訊息的能力，將經由你的練習而提升。這是關於放下我們的防備心，以便進入我們可能難以想像的內部空間的「自我發現之旅」。我們如何看待療癒，必須是在沒有偏見或限制的觀點和情況下來探究。這將讓我們能夠探索我們是誰，以及我們真正是什麼。

初階量子觸療基本原理：療癒的力量

　　我覺得在這裡重複量子觸療的原則，非常重要：

1. 愛是宇宙通用的振動。

2. 愛可以與所有的物種溝通；愛可以在各個層次運作，並表達我們的
   真實本質。

3. 愛是所有療癒的基礎及生命力的核心精華。

4. 協助療癒的能力是所有人的本能。

5. 療癒是一種可以被教導的技能，並且隨著練習會變得更加強大。一
   段時間後，療癒師運行能量及療癒的能力會越來越強。

6. 意念導引能量。療癒師使用意念及各種冥想，製造一個高能量場，
   圍繞需療癒的位置。

7. 共振及同頻化使得被療癒的區域改變振動來配合療癒師。療癒師只
   是提升並維持新的振動共鳴。

8. 沒有人能真正療癒其他人。需要療癒的人是真正的療癒師。療癒師
   只是維持一個振動共鳴，並讓身體自行療癒。

9. 信任的過程非常重要。這項工作可能會導致暫時性疼痛或其他令人
   挫折的症狀，這些症狀都是療癒的一部分。生命力及療癒過程的工
   作複雜度與智慧，超出了我們的觀念和理解範圍。

10. 能量遵循身體的自然智慧，進行必要的療癒。療癒師將注意力放在「身體智慧」和「追蹤疼痛」。

11. 療癒師在執行工作時，自己也同時得到療癒。

12. 呼吸會放大生命力能量。將呼吸與冥想技術結合在一起，會使能量集中並增加力量，就像雷射光一樣。

13. 協同作用是多名療癒者一起工作的效果，大於個別的總和。它可以是非常強大且具有力量的。

14. 每個人在生命及療癒中的天賦，都是獨一無二的。有些人特別有天賦來處理特定情況。

15. 可以從遠距離來完成療癒，效果同樣卓著。

16. 量子觸療很容易與其他療癒方式做有效地結合。

17. 任何形式的感知與自己的靈性連結的能力，以及在這個層面上尋求協助的能力，為這項工作增添了另一層面的功效。

美好的療癒故事分享

可延續療癒時間的彈性光能繃帶

　　在學習這種技術之前，我有一個客戶通常會在療程的三天後打電話給我，表示療程後的身體變化已經穩定了，感覺還不錯。自從我學會如何使用彈性光能繃帶後，這就成了每週一次的事情。這個客戶會在療程後的第六天打電話給我，說我們療癒的區域似乎已經停止變化，現在感覺「真的很好」，「這不是很神奇嗎？」我自己也驗證了，在學習包裹能量前，組織發生變化的時間只有幾天；包裹能量後，變化可持續四到六天。這一個非常令人滿意的差異。

反轉老化技術的驚人實例

　　一位名叫琴恩的學生，參加過我的超充能量子觸療課程。在偶然的機會裡，我在課程結束三週後再次見到她。她練習了反轉老化技術，並有一個驚人的故事要分享。當她第一次參加課程時，她有男性式禿髮，並且有白頭髮，所以她得經常染髮。練習這項技術僅三個星期後，她的禿髮已經消失，也不再需要染髮了。為此，她感到很開心。此外，她右臂三頭肌區域的觸覺似乎恢復了。當她在腋下剃毛時，可以實際上感覺到剃刀，同時也察覺到自己可以感覺到整個三頭肌區域和整個手臂。十年前接受乳腺癌手術後，讓她的手臂觸覺變得麻木。醫生告訴她，這種副作用並不罕見，因為這些神經經常在手術中被切斷。因為有這麼好的成果，所以她決定再次參加課程，她想看

看還有什麼其他變化的可能性。由於她所得到的效果是如此驚人，使我非常有興趣觀看她的能量。她旋轉白色生命力能量的方式（從反轉老化技術而來），看起來就像其他人一樣，但是她每天都在練習，甚至在她做日常事務時也是如此。她還分享說，她現在已經可以看到人們光暈中的顏色了。我們彼此都把這個成果歸因於12色彩冥想。（我也是在練習了幾個星期之後，才能夠比以前更準確地察覺顏色。）

釋放過往的傷痛，療癒就會發生

我有一位客戶在她的第二個孩子出生之前就已經癱瘓。當時，儘管她已經沒有重度癱瘓，但仍然有步態困難和膀胱控制的問題。我所療癒的每一個部位，都表現出某一種影像——骶骨疼痛與出生時超過4,500公克的第一個孩子有關。她的癱瘓問題與感受到某種恐懼的感覺相關。如果她感覺到任何事情，就會變得情緒化，然後她就會自我封閉。原來，她的第二個孩子雖然與第一個孩子是同一個父親，但卻是在離婚後的約會強暴事件中懷孕的。一次解開一個畫面就會讓她產生疼痛，但在審視過這個特定影像後，疼痛就會消失。還有很多懷抱憤怒和怨恨的問題需要處理，但她採取了讓自己開始恢復健康的步驟。她脖子的疼痛明顯減輕，運動範圍增加。背痛已經減少，但尚未解除。肝臟區域的疼痛被消除，現在感到舒適，她形容是「清醒了」。她已經採取了一些表明「自己是誰」的重大步驟，以及這樣的覺醒會在生活中產生何種意義。

我們都以自己的步伐來前進。有些人只需一個療程就能釋放，其

他人則需要數個療程。每一種都百分之百適合那個人。我們只能按照自己願意接收改變的速度來改變。美妙的是，我們可以按照自己的速度來轉變及發展。我們所做的一切，對我們的發展都是百分之百正確的。雖然做某些事情似乎是可怕的及愚蠢的，但是我們都是能量，這可表現為許多不同的事件，開啟與我們自己相關的振動經驗。

用量子觸療引導能量

有一個針灸師參加我的課程，學習如何改善她的專注力，並運用量子觸療來引導能量。當她發送能量並檢查能量是否會合（或深入組織）時，我看到她的「容許」是當她插入針灸針時，客戶如何反應的經驗。然後我讓她重現如果她將能量想像成兩根針插入組織中，並且感覺到（真實的或想像的）深層的氣對她開放的感覺，同時移動該區域的任何滯鬱現象。

當她將這些舒適、熟悉的影像及感覺，用來作為她能量工作的指導時，她立即注意到正在工作的區域開啟了，能量會合並流入深處。她的臉上露出微笑，眼睛閃爍著光芒，因為她注意到這種意識對她的工作帶來的可能性以及個人成長的潛力。我們是能量的生物，根據我們發出的振動和共鳴，對自己開放不同的經驗（不論好的與壞的）。

容許的第一部分：你的專長是什麼？

每當你在療癒某個人時，請注重你的長處。如上例所示，我的學

生不費力地讓能量流動的靈感，來自於她對針灸的信心和知識。你的專長是什麼？當你與它同步時，感覺如何？使用這種感覺或具象化來幫助你複製流暢感及深刻理解。

任何能帶給你快樂的事物，都是存取容許的一個很好的方法。例如，想像在能量的會合點跳舞，甚至成為這個空間。還有許多其他的方法可以打開能量的會合點，或者鼓勵能量變化，但是讓你可以看到或感覺到你想要影響的具象化組織中心，是非常重要的。一名學生具象化自己在組織的中心跳舞，並向這個圖像傳遞愛、關心和喜悅。這麼做將傳送能量深入到會合點，並使組織的變化速度更快。

真正令人驚奇的是，有多少不同的方式可以獲得深刻的容許感。一名學生是一位衝浪者。當她存取自己與浪潮合為一體的時候，對她來說，這便是完全處在當下的表現。她在這個能量流動的地方，使我們有整體感，讓我們感到自己與宇宙和睦相處。從這個空間來看，她不再擔心她是否正確地做到這些技巧，她只是讓自己成為自己。乘坐浪潮，存在及允許。當我們掌握一個能量流時，它將成為我們更深入地了解宇宙的切入點。

容許的第二部分：你如何看待世界？

當我單獨教導學生時，我會幫助他們找到最適合他們的方法、圖像或觀點，讓他們在能量工作中使用。這些「最好的途徑」，有時在他們使用量子觸療時是顯而易見的方式，其次是我們一起學習的東

西。放輕鬆，自己在使用能量上所發現的見解，可以讓工作更簡單。

首先，請注意你通常是如何運行或發送能量。你喜歡用手掌還是指尖？你發現這個選擇會根據你的工作而有所不同嗎？如果你喜歡使用指尖，可以將指尖具象化如眼睛的虹膜一般。你可以將相同的概念應用於手掌。在這裡，你可能會將手掌視為大面窗或大型車庫門。這些圖像可幫助你增加手中的能量流。

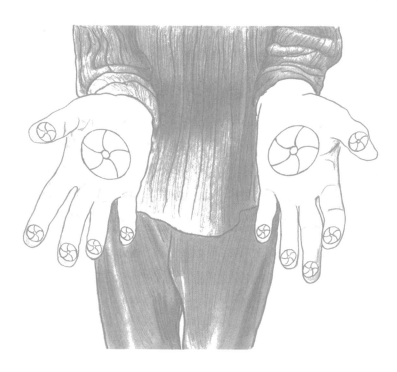

手指和手掌能開放能量的流動，
就像眼睛的虹膜

你是一位「感知者」嗎？嘗試感知或感覺到風吹過指尖，或者想像它們變得越來越熱，而熱源在組織的中心。如果你常常使用你的第三眼，想像指尖或掌心有雙感知的眼睛可看到你正在處理的區域深處。或者將眼睛放在組織的中間，並想像手指向眼睛發送能量，使它們能夠看到所有一切，並為組織提供療癒。

　　你屬於「聽覺型」的人嗎？聲音聽起來有什麼意義嗎？聽到指尖或手掌發出振動，像渦輪機一樣振動得極快，速度非常快。隨著雙側的能量會合，注意聲音的變化。聽到在組織中央的聲音，讓它表達自己猶如大聲的吼叫。

　　你是更偏向「視覺型」的人嗎？具象化或「看見」在你想要能量會合的區域，有物質開始加溫。你所使用的「圖像」，不需要代表發生在能量會合點的所有動作。這對組織有什麼影響？在所有這些想像工作中，你感覺到什麼？能量是否在會合點開放、變化或演變？向客戶詢問他們的經歷，不斷地要求回饋。你不需要無所不知；你只需要提出問題。有時在工作時，你會在自己的內在聽到答案。當你持續做這樣的工作時，這種情況會越來越多。至少對於許多能量工作者而言，這似乎是一種自然的擴展。當你不需要在意識上以口語表達問題，就開始在頭腦裡聽到答案時，放鬆並接受你所得到的訊息。相信自己，尊重你的直覺，以及與你溝通的方式。讓宇宙表達自己。請記住：如果你完全願意傾聽，宇宙就完全願意教導你。

　　如果你是一個通常不會感知／感覺能量的人，並不意味著能量不

會到達選定的點並導致變化。有一個量子觸療的學生，在他的雙手之間幾乎無法感受到能量，他將具象化結合量子觸療後，得到以下經驗。我建議他「看見」他的手變成兩個加熱器，會合點在客戶所描述問題所在的中心。這導致該區域匯聚了大量的熱能和變化。客戶注意到，當學生有這種具象化的時候，他們感覺到熱量大幅跳升。身為療癒師，我們不需要能夠察覺到正在發生的變化（儘管能夠察覺變化，對我們很方便），因為你隨時可以詢問客戶他們正在經歷什麼。

如果客戶與療癒師都不是特別敏感的話，不用擔心，請客戶在療程結束之後觀察他們的感受，甚至在療癒過程中定期去測試身體，看看療程如何進展。畢竟，療癒後的證明就在日常生活中。

◆提示：人們開始運行能量時，最常遇到的問題之一，就是無法從手中釋放能量。無論你可能會感覺到怎樣的「容許」，如果你不能將能量從你的手中釋放到組織，能量的效果將大大降低。

一旦你習慣玩玩看所有這些新的想法之後，讓自己進入節奏之中，掃描、呼吸及容許。這些是很好的工作原則。

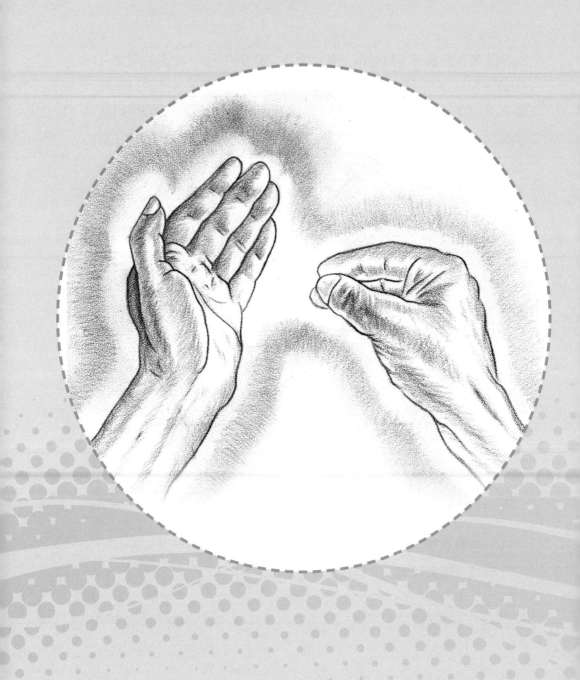

10
感知能量的方法

感知的發生需要被容許，
我們要做的就是容許它發生。

你如何感知能量？

有許多方法可以重新學習如何感知能量（我比較喜歡稱之為「感知」，而不是「看見」）。這裡提供幾個方式：

方法1：如果有配戴眼鏡，請將眼鏡取下。用柔和的焦點或凝視看著周圍的房間。理想情況下，燈光應昏暗柔和（相對黑暗），視覺背景應該是白色的，或者至少非常單純。在你與另一個物體之間的空氣中，尋找數十億個微小的「點」，例如，房間裡的另一個人（約二點四到三公尺外），或是一盞燈或一張桌子。你所看到的「點」是氣的粒子，是宇宙的基本構成單位。最初，你可能需要閉上眼睛才能找到那些點。一旦你開始閉上眼睛感知它們時，你就可以在稍後睜開眼睛「看」著它們。我稱此為「看見未壓縮狀態的氣」，亦即不是桌子、或人類、或任何堅實的結構。請記住：有許多不同的感知方法。你可能是一個以不同的方式來自然地感知能量的人。也許，感知它、或聽到它、或嘗到它，對你而言更加自然。實驗並讓自己對可能性開放。

方法2：看一個人的頭部外圍三至五公分處（背景照明應該有點明亮）。通常它會顯示為沒有顏色的光環或光暈，但它會稍微閃爍，就像炎熱的夏天從路面上升的熱氣。請記住：要使用柔和的焦點及平淡的背景。睜開眼睛來練習；如果你覺得沒有區別，可以閉上眼睛嘗試。經過練習，大多數人會相當快地感覺到一些東西（約五到十分鐘）。下一步是，視線遠離頭部，刻意以非常柔和的視覺焦點，耐心

地看著，你會經常看到顏色。這些建議只是取得這種「能力」的一種方法。如果與老師或指導者一起學習，他或她可以對他們的學生解釋如何看待能量，並相應地調整他們的措辭。

方法3：在距離鏡子前大約一到一點五公尺處練習。降低照明，但是不要變得太暗。在你背後安排一個平淡的背景（你可以掛白報紙作為臨時背景）。看著你在鏡子裡的反射影像，使你的凝視變得柔和，並觀察稍微超出頭部的區域。盡可能少眨眼，一次練習這個聚焦大約五到十五分鐘。通常在兩週內，你就會看到顏色。我喜歡這種技術，因為你可以自己做這件事並且有充裕的時間。如果兩週之後你沒有「看到」任何新的東西，很可能這不是你自然的感知進入點。

當使用鏡像方法時，請注意你是否感覺、嘗到或聽到任何不尋常的事物。有時你會覺察到，但是它具有不同的主導感官（即不僅僅是用眼睛「看」，也許你可以使用你的嗅覺、聽覺等）。尊重你的感知，並了解到你可能需要筆記記錄，因為你認為的方式可能與其他人不同。我遇過那些非常好的感知者，但是他們的觀點不是視覺的，而可能是感覺、聽覺或任何其他感官，包括「了解」一些事情是真實的。所有這些不同類型的感知，與任何其他類型都一樣好。它們只是沒有收到很多評論。讓自己實驗看看，並注意你感知到什麼。相信自己，最重要的是讓自己從中得到樂趣，並對於那裡的東西感到驚奇。這真的是一個非常驚人的世界。

感知的最大障礙是自我懷疑。當大多數人開始去感知時，他們會

懷疑自己。特別是在開始階段，感覺相當微妙，但是經由練習及信念，你將獲得信心和能力。與同時學習的朋友交談，一起練習，討論筆記，這麼做，最終會讓你熟練這項技術。

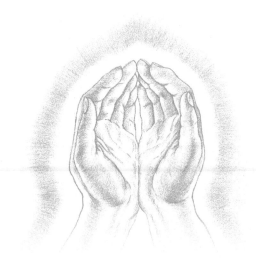

在多層次（多維度）中工作

在多層次（多維度）中工作，可讓你接收「其他」可用的能量及感知，你可以經由這些能量及感知，獲得非常不同的理解訊息的方式。這些層次、維度以不尋常的方式來表現，要求我們「放開」對宇宙先入為主的觀點及其運作方式。

多層次（多維度）工作的第一步是期望找到其他層次、維度，而以此期待，我們開始對可能性開放。開始這個過程的最好方法就類似於進入脈輪空間。想像一下，所有的訊息都會來到你面前。你仍然有一種選取或「找尋」的感覺，但如果你將自己視為接收者，將最容易找到微妙的東西。用你的意念看看周圍，並用你的心靈之眼尋找異常或吸引你注意的事情。對我來說，這些異常的事物，看起來像模糊的、「如凝膠般的」、朦朧的視野，或視野中的空間或轉變似乎具有深度及層次，但不覺得它們存在於這個現實之中。如果你逐漸將你的意念焦點上下或左右移動，你就可以開始注意這些事情——其中有些是真的很驚人，其他的則只是奇怪而已。你對它們的感覺，對你而言將是獨一無二的。然而，與許多能量的工作一樣，當將這些經驗與其他人的感覺進行比較時，將會有一系列的一致性。這些經歷，感覺就像是「其他世界」。雖然它們在這個振動中有一些參考點，但似乎在這個世界上提供了令人難以置信的效果，卻沒有這個世界的振動限制或解釋。經由使用這些新的視界觀點，你可以將這種振動「帶入」我們的世界，並用它來療癒。

總是讓圖像自己來到你面前。如果你「尋找」得太辛苦，你發出的能量將會掩蓋或遮蔽這些外部微妙的能量。

細節解說

如果你認為自己有一個身體（我們大多數人都這樣認為），那麼你也會有一個想法：身體從哪裡開始，在哪裡結束。將自己的意識放在「自我」之外，感受到不同層次的振動或是「厚度」（這些通常是你自己能量場的層次）。延伸自我的意識／覺知，超越自己的身體，就像在黑暗中聆聽一隻蚊子（你試圖感覺牠的能量，以確定牠實際上在那裡），或者像試圖不用觸摸而能感受到皮膚表面。如果你做這項練習，就可以提升你的幾乎任何感覺能量空間的能力。當我探尋以前從未遇到過的事物時，我會非常小心，就像你在旅行時一樣：你會觀察周遭及人們，得到一種期待可以見到何種景觀的感覺。一旦我熟悉一個新的維度或空間，我就只是尋找類似的振動（像是地標）來引導我。這就像在學習走路，只不過是一個更快的過程。

當你把你的「感知探測器」延伸到身體之外時，就會有一些物體或能量回推給你：樹木、山坡、岩石，甚至是雲層或其他行星的能量。一旦你對自己的感知能力有了信心，就問自己：「在超出我尋常看到的『這裡』之外，還會有什麼？」有時在提出這個問題之後，你可能會感覺到、看到、甚至品嘗到其他現實的存在。這些現實存在於其他層次、維度裡。你也可以把它們當成其他能量存在的地方。在這些空間中，有一些將提供能夠療癒的能量，其他的則是獨特處所，幾

乎可以教導你任何的一切。有些人說這是感應通靈的開始，特別是如果你打算這麼做的話。可能性是永無止境的。

每個空間都需要進行實驗，看看它是如何轉化為「這個現實」。你能去旅行的許多途徑，只為你而設——為了協助開啓你。其他的經驗都是為大家而設，唯一可以確定的方法就是，與有類似開放想法的人一起去探索那些主題。

我發現我可以透過圖像和聲音，與其他空間產生聯繫（至少在起初時）。這些聲音可以從非常吸引人到非常令人厭煩：高頻的嗚嗚，嗡嗡的雜音，到實際的聲音，或至少是一個似乎可以理解的聲音。我的其他經驗是結合了視覺（視覺圖像）和感覺（一種壓力），發生在第三眼區域。其他層次、維度在我看來是不同的顏色，但通常首先會顯示為深灰色，或在我的視線「斷裂」。當我些微地移動我的眼睛，稍微向上、向下或向兩側，這有助於使我的感覺變得更明晰，並把它調整至更精細的焦點。我發現，在我心靈之眼看到或感覺到的這些其他物體，是相當強烈（感覺）或清晰（視覺）的。起初，物體看起來像稍縱即逝的印象，對我來說偶爾會有氣味。讓所有感官為你工作。經過短暫的時間後，我感覺自己被帶入或吸引到這些空間當中。

當我打開我的能量領域並將其推展或延伸時，我只是注意我所感覺到的。舉幾個例子，其中一些感知包括順利的事物及阻塞的事物。有些人可能會注意到不同的表面情緒，而其他人可能會注意到顏色。你越習慣這樣的方式，就會注意到更多的細微之處。一旦我習慣了物

理世界所產生的反應，我就可以開始尋找能量景觀中的其他變異。在這些變異中，有一些是「其他維度、層次」。它們流出的能量及嵌入它們產生感覺的行為，將它們定義為「其他維度、層次」。

如果你在執行療癒工作時，同時聚焦在這些空間或「維度、層次」中，客戶的反應便會有所不同。你可以成為能量流動的通道，從很短暫到持續很長一段時間都有可能（從五分鐘到一小時）。這些「其他領域」可能會為你、客戶、甚至世界帶來訊息。有時，甚至可能像是垃圾。總是對收集到的訊息持保留意見，不要把它當成福音。在你採取行動之前，需要測試這些訊息。問你的客戶：「這個訊息對你有什麼可信度嗎？」這也適用在你身上，當你實驗時：與這些訊息一起玩遊戲，在現實世界中測試它們。看看當你這樣做時，會發生什麼事？

當你在其他維度、層次工作時，會感到舒適自在，而且有一種如何探訪你的「真實自我」的感覺，而你可以混合兩者（我指的是你的真實自我，由胸部區域的「金光」所代表）。你會發現你的能量流增加，幸福的狀態（透過你與「真實自我」的連結）提升了客戶和療癒師的經驗強度。當你將能量的流動與幸福的狀態加入呼吸－掃描時，會進一步深化這些體驗。結合這些方面的工作，需要經過相當多的練習，但這是非常愉快而享受的過程。

我們都傾向於要求事情以某種方式來進行，把自己看作是全能的或無所不知的。這些訊息，或者你與「萬有一切」的連結，有時候會

產生這樣的感覺。放輕鬆，不要對自己這麼嚴肅！應用你所學到的東西，看看你得到的結果是什麼。這與測試科學概念不同，我們是在處理形而上學，而不是物理學。無論如何，在這個世界上，這些訊息必須能被證明是真實不虛的。

當你最初開始練習時，找一個你可以放鬆且感到舒適自在的時段。如果你自認是一個容易緊張的人，在開始之前，先練習冥想或聚焦在呼吸上。這麼做將使心靈平靜下來，你的態度會變得更加靈活有彈性。放輕鬆的玩吧！

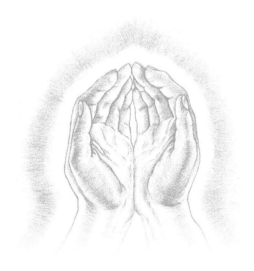

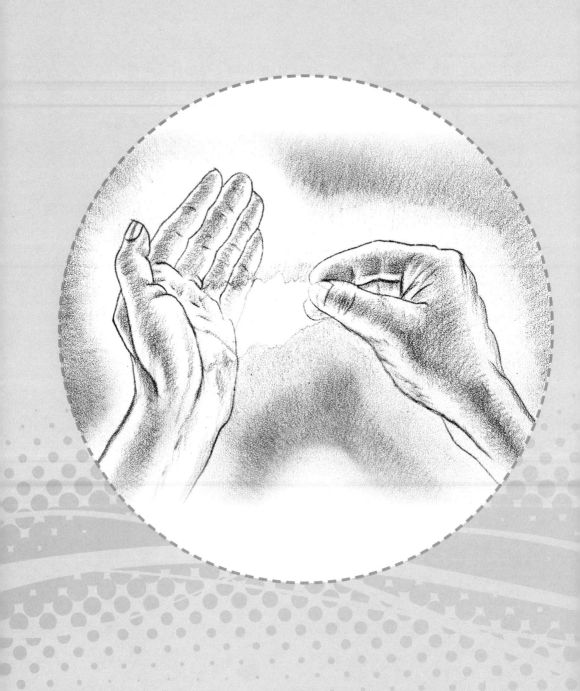

11
常見問題Q＆A

這不僅僅只是求得答案，
而是要了解正確的問題。

Q：你「看到」的顏色是什麼？

A：你看到的顏色，取決於你的焦點。如果你尋找身體／細胞的能量幸福藍圖，你會看到那一組特定的顏色。如果你專注於情緒體，你會看到人們所稱的光量（aura）。它們通常被感知爲清淡的顏色，並且跟隨每一個想法和情緒而不斷地變化及移動。如果你的焦點在脈輪，你將會看到另一組顏色。一段時間後，你會了解到你的意圖如何影響所出現的顏色模式。請了解，「顏色」只是人們看到或感知能量的一種方式。當我做越多的教學，越開始意識到人們以許多方式來感知色彩。有些人會聽到顏色的振動，其他人會嘗到顏色的味道。有些人將顏色感知爲幾何圖案，其他人則是去感覺它們。有很多方法可用來感受到這種光量色彩，以致很難列出所有這些「天賦」的表現。感知顏色是一種天賦，是每個人自然能力的一部分。出生時，我們大多數人都擁有此「不尋常」的能力，但在猶太教／基督教家庭或文化中，這並不被接受爲感知的表達。由於不被接受，通常在六至七歲左右，我們大多數人就失去或排除了這些感知方法。當我們年紀漸長後，想要更詳盡地去了解我們的世界時，或許會重新發現我們的能力。當我們允許自己去相信所感知的事物確實存在，這些能力就會越來越強，直到我們能夠使用所有的感官。當這種情況發生時，我們會開始意識到超出了物理實體所描述的範圍，就像俗話所說，柳暗花明又一村。

Q：阻礙的感覺像什麼？

A：當似乎沒有能量能進入目標時（即當你和客戶都沒有溫熱或流動

的感覺），就是一個阻礙模式。可以用幾種方式來覺察阻礙，但在某種程度上，這是因人而異的。例如，阻礙可以像是一個「黑洞」或無底坑，你發送的能量從來沒有會合，也未產生任何變化。這種阻礙模式的另一個表現是，感覺能量似乎走向組織，然後就被反彈回來；或者能量似乎略微進入，但是不會在組織內部會合；也可能感覺到能量有進入，但是它繞過疼痛的部位，而不是通過它。當你在練習時，問問自己：在雙手之間是否有連結感？覺得雙手之間可以有互動嗎？有在雙手之間創造一個新的共振諧波嗎？如果有以上的感覺，那就沒有阻礙；如果沒有，那就是有阻礙。

Q：為什麼在接受療程後，我感覺頭在天旋地轉呢？

A：在接受療癒後（特別是療癒重點在心理上或情緒上），有些人會感到有點頭暈或有天旋地轉的感覺。當這種情況發生時，這是一個能量在頭上保持「高速運轉」的例子，最常發生在量子觸療的療程在完成之前被提早結束，或至少沒有給予所需要的療癒時間。減輕這種感覺的一種方法是，在客戶雙足進行量子觸療，將有助於讓他們「接地」，並連結個人的底部至頂部。

Q：為什麼枕骨要保持平衡？

A：枕骨的平衡校準化，可以解除支撐頭部肌肉的大量壓力，有助於對齊頭骨。這有益於消除頭痛並減輕顱骨內的整體壓力。此外，枕骨和骶骨有內在的連結，調整一側，有助於釋放另一側，反之亦然。

Q：當我結束療程時，為什麼會感覺我的能量或身體與客戶混合在一起？

A：這通常發生在能量大量會合的療程期間。為了體驗這一點，你必須處於非常容許的狀態之中。這是因爲實際上，我們都屬於同一個體。這是一種「合於一體」的經驗，會讓人感到非常完整。不要在意。這是令人驚奇並享受其中的感受。

Q：當我想要發音時，卻沒有音調被發出來，怎麼會這樣？

A：當我們心中有一個主題想要實現時（譬如，調音），有時，「身體智能」會接管此一過程，而且我們被「高層」的意識所指導。這種意識使我們在某一段時間內不能使用特定的技術，直到客戶準備好爲止。這是由於我們有時需要安靜下來，讓組織慢慢接受能量。如果發生這種情況，靜靜地繼續量子觸療工作。不要擔心這個回應。請記住：宇宙總是在教導我們。再療癒一段時間後，你常常會發現組織可以接受發音，你就可以自發性地開始發音工作。

Q：當白色生命力能量旋轉時（在延長壽命技術時），將帶你踏上一趟「心靈之旅」。如果白色的能量橢圓擴大了尺寸，必須再次把它變小嗎？

A：是的。當「旅程」結束時，將它恢復到原來的大小。

Q：如何知道療程已經結束？

A：通常當客戶和療癒師不再感覺到有能量在組織內流動、並且此部位也停止改變時，療程就已完成。另一種檢查的方法是，如果療癒師將手從該區域移開，他們將感覺到雙手之間有強大能量或是許多共振。當他們把手放回來時，這個感覺就不復存在了。此時，使用火呼吸或擴增技術來為客戶重新啟動能量流，是有益處的。如果沒有變化，或者只有一瞬間的變化，你就完成療癒了。記得，最後結束時用銅、銀及金色網絡包裹客戶。

Q：你會從腳趾往上掃描嗎？

A：當你吸氣時，從腳趾開始掃描到頭頂。當你呼氣時，從頭部的兩側往下掃描，通過肩膀、手臂和雙手，進入你所關注的組織或區域。

Q：在療程中，你都看到了什麼？

A：我經常在客戶的能量場內看到表現為黑暗區域的阻礙。有時，這些區域會有一個故事要訴說。我會直接問它們（黑暗區域），是否有任何話想要告訴我。如果它們表示肯定，我會接著問是否適合告訴客戶。如果答案是肯定的，我就會告訴客戶；如果它們表示不適當，我就不會這麼做。在其他時候，我會看到顏色的色調。這一切都取決於我如何導引我的關注點及意念。例如，如果我想知道能量的幸福藍圖，我會將注意力集中在細胞上；如果我想了解脈輪，我就會專注於那裡。實際上，我一次只看一條通道。如果工作上需要，我可以一次

操作多個層級，根據需要而轉換於多個層級上。

Q：如果我「看」不到能量，還可以做高階療癒工作嗎？

A：這是肯定的，你可以做高階療癒工作。我發現很少有人經過一些練習後，仍無法以某種方式看到或感覺到能量。感知能量可以增加療癒工作的廣度和深度。然而，所有人都需要找到一個參考點，由此進行療癒工作並投入量子觸療的能量。

Q：在掃描及呼吸時，為什麼身體的能量觸感如此重要？

A：結合呼吸的身體觸感（掃描），是我們能量工作的基礎。當你掃描身體後的感覺越強，（穿過身體的）能量流動就越大。一段時間後，你會習慣於大量能量的流動，身體的感覺會變得更加尋常。這時，你已與更高的振動同頻化。你也可以使用療癒的工作，一次一點點地慢慢爬升到越來越高的振動。想要快速地爬到更高，可執行延長壽命技術及12色彩冥想。

Q：在我渦旋第八至十二脈輪之後，需要不斷地留意它們的變化嗎？

A：不用。這並不意味著你不可以偶爾去旋轉它們，只是一旦渦旋脈輪後，它們就會自己旋轉大約一個小時左右。這就像一個巨大的鐘擺來回擺盪，一旦開始啟動後，它就會一直保持擺動。當你遇到能量高原期或是有阻礙的時候，不妨額外去旋轉脈輪，這麼做是為了使它們

能達到全速。

Q： 如果在療程中使用顏色，卻顯現出另一種不同於你所要求的顏
色，怎麼辦？

A： 通常「身體智能」知道它需要什麼顏色，並從提供的能量中吸
取。如果你想發送不同於身體所要求的顏色，往往不會有作用。客戶
的身體會根據需要來改變顏色。使用U-NAN圖案可以降低遇到此問
題的可能性。

Q： 不同種類的能量療癒，顏色都是一樣的嗎？例如，綠色總是與
療癒有關？

A： 傾向於何種色彩種類，取決於你所處理的能量層級。如果專注於
脈輪顏色，你會傾向於看到那些特定的顏色（例如，關注第一個脈
輪，你會感知到紅色）。但是如果你將焦點改變為情緒光量，紅色就
不代表同樣的意義。你的參考點是可變的，因此，每種顏色的涵義也
會改變。比較有用的方式是去詢問顏色想要告訴你什麼，而不是使用
記憶中的回應。生命是多變的，往往一種顏色的體驗或表達，只是內
在自我嘗試以不遵循先前定義的規則進行溝通的方式。

Q： 顏色的意義都是一致的嗎？所有的療癒者如何達成顏色方面的
共識？

A： 並不是所有的療癒師都認同顏色的意義。如果有兩個觀察者聚焦

於相同的水平（即細胞的12種理想顏色），他們可能會看到相同的顏色，並且對該顏色具有類似的解釋。然而，如果他們並未專注於同一水平，他們將經常看到不同的顏色，對身體所發生的事情也將有非常不同的看法。

Q：情緒的色彩與實體顏色是不同的嗎？

A：這是當然。顏色的涵義也會因你所關注的內容（身體、情緒體、脈輪等）而有所不同。

Q：我們要如何及為什麼要「擴增」（擴增技術）客戶的能量？

A：我們用意念來「擴增客戶」，就像我們用意念來「擴增自己」一樣。我們「擴增」客戶的能量，所以我們可以增加工作的廣度和深度。它也能快速地提高客戶的振動。擴增技術可提供肉體處理的身體或情感問題的個人觀點，這項個人觀點是相對於非本人觀察者的觀點。這麼做，將容許以客戶的速度來解決問題。

Q：如果我在執行一個特定的技術時感到有困難，該怎麼辦？

A：那就嘗試另一種技術。並不是每個感知中心的方法都適合所有人。我們的目標始終是讓能量會合，然後由它去做任何它需要的事。如果使用某種精神架構難以實現這一點，那麼請改變觀點，直到找到一種容易反應相關問題的方法。我們提供能量或處理障礙的方式，都是獨一無二的。找到另一種看待問題的方法，並從你自己的經驗中搜

尋引用，將使問題更容易解決。

Q：執行12色彩冥想時，為什麼要暫停或中斷呼吸？

A：暫停呼吸，可使你所關注的顏色在你的身體內充分飽和。

Q：負能量會使顏色減弱嗎？

A：負能量的影響，只在於它不允許你對自己有清楚明晰的連結或觀點。如果你覺得你被負能量包圍，適當的做法是做顏色喚動來影響你所處的環境。這不僅有助於淨化你的顏色，而且還會影響你身邊的人的能量。

Q：如果客戶有舊的情緒問題，你必須先釋放它，客戶才能得到療癒嗎？

A：你可以在沒有完全釋放的情況下，得到短暫的緩解。但是根據我的經驗，為了完全康復，你必須要有情緒及身體上的釋放。我們提供能量，剩下的事情，就讓它自己發生。我們不必去定義它；它自會找到釋放自己的方法。請信任客戶身體的智慧。

Q：情緒的痛苦經歷，會表現為身體上的疼痛嗎？即使不知道是什麼經驗製造了這種痛苦，仍然可以得到療癒嗎？

A：是的，即使你不知道痛苦從何而來，仍然可以療癒。痛苦的情緒能量若及早發現，通常就不會形成深刻的身體依附。這將允許痛苦的

情緒更容易被釋放，但它通常會以疼痛存在於身體中。繼續發送能量，通常可及時解決。

Q：冥想時，我得到了身體昆達里尼（拙火）❶能量的喚醒。昆達里尼能量在這種療癒技術中有用嗎？

A：是的，使用任何形式表現的所有能量來增強你的療癒能力，都是有用的。你所擁有的能量經驗，會自然而然地表達它自己，往往是最強大的技術。請表示感謝並享受其中。

Q：為什麼我不能像別人一樣那麼容易療癒自己？

A：當你經驗此過程時，你會與自己的能量同頻化。你，就是你自己的能量範疇。當自己要去改變自己的共鳴時，無法做到如同另一個人因為不在你自己的範疇內，而可以深切地改變你的共鳴。

Q：為什麼在進行色彩冥想時，要呼氣10%？

A：該步驟的目的是在減輕一些肺部的壓力。這麼做，允許橫隔膜在呼吸冥想的暫停階段更容易下降，並使你在冥想這部分時感到更舒適。

---

❶譯註：Kundalini，昆達里尼被認為位於海底輪的位置。身體的右脈與左脈將氣傳送至海底輪，當兩者的力量結合，便形成昆達里尼。印度瑜伽認為昆達里尼是一種有形的生命力。

Q：我憑直覺來決定要把手放在哪裡嗎？

A：是的，你可以這麼做，特別是當客戶無法確定位置時。我總是經由向客戶詢問他們的感受來修正我的看法。始終要取得客戶的回饋。他們正是你做療癒工作的原因，所以請將他們包括在療癒程序中。

Q：練習12色彩冥想時，我們是否一下子就用白色「填滿」整個身體，還是需想像從身體中心發出白色來填滿身體？

A：理想狀況是從內而外開始；然而，只要整個身體都是白色，這也是可以的。

Q：客戶需要如何注意及合作？（例如，像一個孩子專心看電視一樣？）

A：客戶可以完全無視於現場狀況。如果客戶能夠配合你的呼吸模式，並專注於你正在進行的工作，這樣確實會有幫助，但這並不是必需的。只需要給能量多一點工作的時間即可。

Q：當使用三腳架手勢時，能量如何會合？

A：能量會合點就像雷射光點一樣。

Q：你如何判斷某人是否已永久得到療癒？

A：客戶說他們感覺很好，並且沒有復發的跡象。

Q：是否應按照順序發送／冥想12種顏色，即從白色開始，以珍珠母色結尾？

A：是的，這是12種顏色在身體中的位置，而這就是你想要「喚醒」它們的方式。如果你願意，可以多次重複其中一種顏色；但如果按照順序操作，通常會更容易覺知及使用。

Q：在執行減重或增重技巧時，你會少吃或用不同方式處理食物嗎？

A：這兩件事情都會發生：你會變得經常吃得很少，因為你的情緒驅使力已經改變；但你也正在更完整地處理食物，因此你只需更少的食物即可獲得同樣的營養。

Q：量子觸療適用於什麼問題或疾病？

A：這可能是我最常聽到的問題之一。我們發現，量子觸療適用於任何事情。這並不能保證每個人都可以得到同樣的結果，但是許多不同的問題對量子觸療都可獲得很好的反應。重要的是，你可以嘗試這些技術，而我們肯定知道會有一些積極的影響。改變的程度或效果的好壞是由客戶決定，而不必然是療癒師。請記住：客戶才是療癒師。

至於你如何決定使用什麼方法？一般來說，雙手以三明治包夾法包覆區域，選擇能量會合點並發送能量。三明治包夾區域的替代方法，請使用「三角定位法」。想像一下，每個手掌各是能量的集中點或發射體，能量的會合點在三角形的第三頂點。無論你的手放在哪

裡，身體中的任何地方都可以進行三角定位。請記住：大多數人會希望你把手放在能量不協調的地方，因爲這麼做，在心理上可令人感到安慰。

還要記住，是否採用三腳架手勢或使用手掌並不重要。更重要的是，有一個舒適的位置讓你有實現你的目標的感覺。例如，如果你在頸椎上工作，那麼，使用三腳架手勢似乎可更爲確定能量「集中朝向」一個椎骨，但是這樣做，療癒師的身體可能會非常不舒服。最好可以調整手的位置，因爲不適是能量流動的主要障礙之一。雖然一種方法似乎是合乎邏輯的，但在操作中，舒服自在的姿勢是最重要的原則。

Q：創造現實時，可以根據自己的要求給予時間限制嗎？

A：你是可以這麼做，但是這也限制了宇宙如何最完善地爲你提供你所期望的東西。理想情況下，允許宇宙在最佳時間內提供你的所需，而不受你的期望所束縛。

Q：能否將能量發送到有汙染的河流，加以淨化？

A：是的，這麼做可以創造出令人驚訝的差異，如江本勝的著作《生命的答案，水知道》提及的論點。

Q：爲什麼要在吸氣時掃描身體？

A：身體扮演能量的透鏡：你經由身體掃描越多能量，能量的效果就

越強。

Q：你如何解譯你看到的顏色？

A：我會根據我所選擇的焦點來解釋顏色（例如，光暈色彩、幸福藍圖等等）。我把顏色看作是電視台：每組顏色都是由我想知道的來定義，就像我選擇我想看的電視台一樣。

Q：羽毛會如何影響光暈？

A：羽毛對於潔淨及使光暈變得「明亮生輝」非常好，特別是在處理與你不協調的能量時。如果你掃描及呼吸，這會自動清洗並滋養光暈。

Q：練習色彩冥想可以改變一個人嗎？

A：是的。會有一個啓動階段，通常持續三到四天，因爲身體需要適應系統中重新建立的新「振動」。經過二十一天的練習，你的系統開始與新的振動共鳴，事情的轉變會更加深刻。

Q：為什麼在U-NAN圖案中不是青色，而是藍色？

A：藍色比青色具有更多關於自發性和變化的定義。

Q：這個療癒工作有什麼限制？

A：這些限制似乎是由療癒師與客戶的觀點相結合而決定。是思想在

搜尋限制和參數。尋求全然的容許，並看到該區域的療癒開放性，任何事情都是有可能的。

Q：我注意到白色球體的振盪，這樣可以嗎？

A：是的。白色是一種創造性的來源，而且是為了明確性而發展。其活動代表了這種清晰度的表現。

Q：看來，我們正在將神性送往神性之處！

A：說得真好！

Q：必須一直專注於顏色和圖案嗎？

A：不需要。事實上，一旦你設定好之後，最好離開這個關注點，然後回到掃描及呼吸，讓能量去會合。

Q：結束療程後，你會想要或是需要停止「漂浮」的感覺嗎？

A：除非漂浮的感覺讓你不舒服，才需要使它停止。我覺得這讓人感到非常愜意，整體而言是一個相當愉快的經驗。如果這種感覺讓你很難集中精神，你可以去散步，或者揉搓位於腳底部的腎經1號穴位（湧泉穴），將有助於你的接地和平衡。

Q：執行遠距療癒時，你是否以彈性光能繃帶包裹作為結束？

A：是的。

Q：當你對一個團體進行療癒時，是個別包裹每一個人，還是一次包裹整組人？

A：我是一次包裹整組人，因為當你這樣做時，每一個人都會被包裹。這就像是在一疊紙上剪玩偶：裁剪出一個玩偶，就可以一次產生同樣玩偶的許多相同拷貝。

Q：客戶感覺到我的能量在一隻手比另一隻手更強，這代表什麼意思？

A：這通常意味著你需要去「擴增」客戶。這表明需要更大的「電壓強度」或能量。在極少數的情況下，那是因為你戴的手錶或手鐲過緊。把手鐲鬆開，看看感覺會變得如何。

Q：U-NAN 圖案周圍的圓球是否是透明的？

A：是的。

Q：為什麼我們不要在做減重及增重方面的療癒時，在圓球中使用更多與情緒相關的顏色？

A：療癒情緒要與「一般常規」療癒工作分開進行。如果你處理的是情緒問題，最好在從事身體系統療癒工作之前優先處理它們。

Q：疼痛是正常療癒過程的一部分嗎？

A：是的，在療癒過程中經常會經歷疼痛，但通常是短暫的。如果有

疼痛發生，繼續發送能量，直到感覺療癒已完成。通常在二十四小時內，疼痛會感覺好多了。這是因為根據中醫理論，「氣」需要二十四小時的時間才能循環全身通道一圈。

Q：如果12色彩冥想中的顏色不是非常精確，可以嗎？

A：盡可能精確地具象化12種顏色。我不會對此感到憂心，但是我會努力地在身體中得到正確的顏色。

Q：如果我得到從另一層次而來的訊息，應該與客戶分享嗎？

A：我經常會與客戶分享我所得到的訊息。在我分享資訊之前，我通常會說：「我對某些事有一些印象。如果它跟你有關，那太棒了；如果沒有，也很好。」我想讓客戶覺得他們有權拒絕這些訊息。我經常發現，當人們聽到這些感應而來的訊息時，會認為它們必定是真實的，或者是他們會在某種層面上感到「欠缺」此事物。我不希望他們有這樣的感受，所以我讓他們選擇，並把我所見的「影像」解釋為一個觀點，而不是一個事實。

Q：為什麼在使用U-NAN圖案時，我的身體會感覺如此地熱？

A：U-NAN圖案不僅能聚焦能量，還會讓更多的能量通過你身體的通道，而這通常會感受為「熱感」。隨著系統越來越習慣於更多的能量流動，以及擴大的能量「管道」讓額外的能量流動可以進行，這種熱感的強度通常會逐漸消失。

Q：為什麼有些人一次就需要大量的能量，而其他人則想要緩慢地接受能量？

A：每個人都不一樣。有些人非常享受於快速的變化，其他人則喜歡循序漸進的改變。

Q：為何會形成能量阻礙？

A：阻礙的形成有許多不同的原因。絕大多數都是因為情緒問題。然而，也有些因素是因傷害身體的行為所產生。心靈記住了疼痛，並試圖關閉、排除它，這就製造了一個被保護的區域，也就形成了阻礙。

Q：在開始療程之前，我喜歡掃描客戶的身體。我覺得這麼做，提供了我與客戶更好的能量流動感。

A：我從來沒有被這種方法所吸引，但我覺得如果你從中得到令人滿意的結果，那就去做吧！但是你要了解，這並不是正規量子觸療的教學方法。❷

Q：為什麼色彩冥想會影響我看到及感知到顏色的能力？

A：隨著你的身體開始接受顏色，你的感知能力就會增加。這就像在清潔窗戶：它為整個系統提供更好的清晰度。因為12色彩冥想可「增強」我們的系統，我們的感知能力也會因此被增強。

---

❷譯註：量子觸療機構已在2017年新修訂的初階教學手冊中，明文禁止這項做法。

Q：U-NAN圖案有多大？會保持一致嗎？它是2-D、3-D或4-D？

A：U-NAN圖案並沒有特定的大小，它可作用在任何需要的尺寸。它的維度已超過了我們的觀點。有時是有數千、甚至數百萬的數目，但有時只有一個。它偶爾會變得巨大，有時則比原子還小。U-NAN圖案會去適應任何系統的所需，並在系統中創造和諧。不用太在意它的大小，只要傳送能量並享受其中即可。

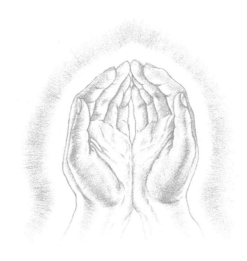

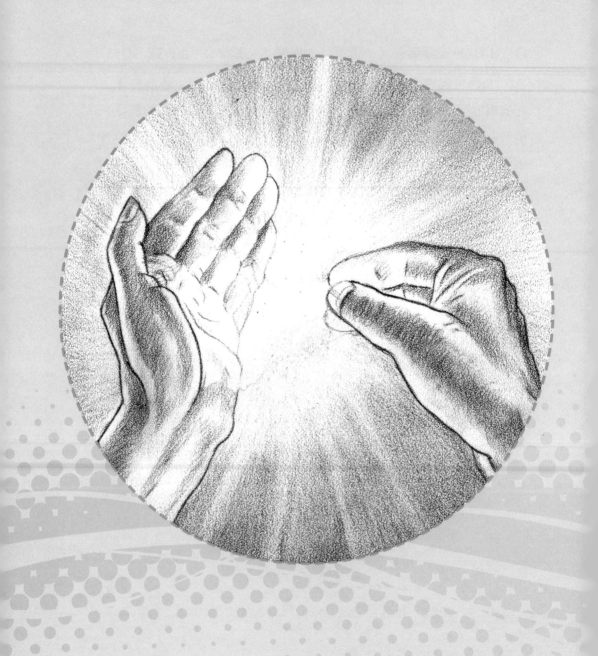

12
平衡身體結構的步驟指南

是什麼在主宰我們？
我們所渴望的成果。

身體上任何成對並可以被測量的對稱點，都可以被調整並得到平衡。

平衡骨盆詳細步驟指南

1.測量骨盆水平：從後方

　a.請客戶站在你面前，將你自己定位好，使你的眼睛與客戶骨盆的最高處呈水平。確定客戶的雙腳間隔平均，雙腿打直是非常重要的。請注意：如果客戶鞋子的一個或兩個腳跟上有過度磨損，將會影響測量。如果有疑問，請客戶脫掉鞋子。詢問客戶是否被診斷患有先天性長短腳，以及是否有配製鞋墊以矯正這種情況。檢查者可能會誤診這一點，而一旦平衡了，客戶可能就不需要鞋墊。偶爾的情況下，即使一條腿的長度短於另一條腿，可能並不需要鞋墊，或者只需要較小尺寸的鞋墊。

　b.使用你雙手的前兩根手指，找到客戶骨盆的頂部。將你的手指放在骨頭上。你可能需要用感覺來找到骨頭，特別是在較壯碩的人身上。一旦你找到了位置，就可以讓你的手指繞在一邊或者是放在骨盆上，然後安排並排列你的拇指，使它們在骨盆骨骼的骨盆頂部兩側形成一條直線（就像你用雙手握著一本書）。確定你的拇指位於客戶背部的直線上，以便你可以準確地確認兩邊是否平衡。拇指可以在客戶的背部形成一條直線嗎？還是一邊的拇指比另一邊高？如果沒有，請進行步驟3；如果是，請進行步驟2。

c. 測量骨盆水平的另一種方法是，將手指放在骨盆的頂部，並從這
個角度觀察水平。

2. 如果一側高於另一側，放鬆你的手，並將拇指放在骶骨（薦骨）的
凹陷處附近（手掌同時保持放鬆）。選擇一個點來發送能量進入它
之中。感覺到骨骼已經移動，或者幾分鐘後重新測量骨盆，看看是
否平衡。如果是，請進行步驟3，否則就繼續發送能量。

◆提示：如果難以平衡骨盆，可測量枕骨，並確定它是平衡
的（參見232頁「平衡枕骨詳細步驟指南」）。由於骶骨和
枕骨本身是相關聯的，偶爾你必須平衡一個以允許另一個
可以釋放扭曲。

3. 測量骨盆水平：從前方

● 一旦骨盆後方平衡
後，移動到客戶的前
面，並將拇指放在客
戶的ASIS（前上髂
棘）上。這是骨盆前
方的一個小突起。這
些骨頭在一個非常
瘦的人身上，會比一

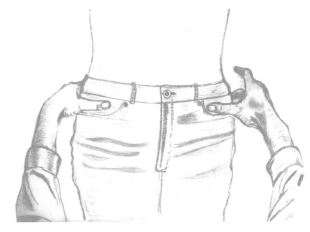

測量ASIS的高度和深度時，手的擺放位置

個較胖的人突出（你可以要求客戶協助找到它們，這樣你就無須苦苦找尋）。定位好你自己，使眼睛在骨盆骨骼水平位置進行準確的測量。注意拇指是否處於相同的高度，以及是否一根拇指看起來比另一根更深或更淺。如果背部已經平衡，通常拇指會在相同的高度。但並不一定永遠都是如此。如果拇指的高度相同，那很好；如果沒有，請進行步驟4。

4. 如果你的拇指不在同一高度，或者一根拇指比另一根深一點，雙手放輕鬆，將拇指放在ASIS上，然後將能量發送到選定的位置。這應該能夠完成高度調整。重新測量並注意深度是否正確。如果深度不同，意味著骨盆有扭轉或扭曲，可以透過關注在兩個不同的位置來緩解：

a. 面對客戶的側面，將一隻手（指尖朝上，尊重客戶的界線）穿過腹股溝線，另一隻手直接放在臀部中間（這樣的三明治包夾

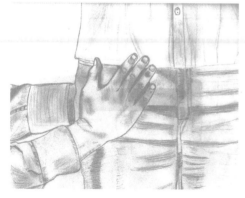

4a. 前視圖

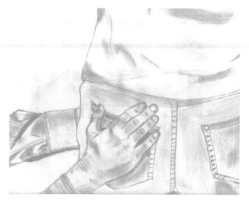

4a. 後視圖

區域，將會影響所有在骨盆一側區域的肌肉及骨骼）。選擇一個
點，發送能量給它。發送能量直到感覺完成，然後對客戶的另一
側重複這個過程。

b. 發送能量的第二個位置是在恥骨與骶骨之間。將一隻手放在恥骨
上，另一隻手放在骶骨上，放在恥骨上的手要稍微離開客戶的身
體以尊重客戶的界線，或要求客戶將自己的手放在恥骨上，然後
請客戶允許你的手放在他們的手上。發送能量，直到感覺完成。
重新測量，並觀察骨盆外是否有扭轉或扭曲。在進行任何平衡、
對齊工作後，都要讓客戶走動一小段時間，因為這有助於改變的
固著。

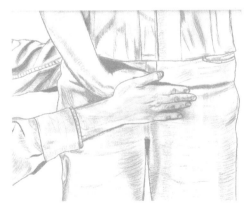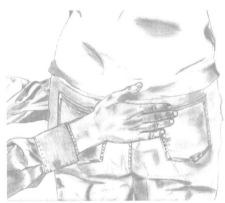

4b. 前視圖　　　　　　　　　　4b. 後視圖

◆提示：有時候，當你平衡臀部／骨盆時，特別是如果有扭曲的話，你可能必須重新調整高度及扭轉一次或多次，一個接著另一個，以便使一切能穩定下來（亦即調整骨盆背部，然後再檢查骨盆扭轉）。請注意：通常最好讓客戶站立來對齊骨盆。雖然可以在客戶躺下時做到這一點，但是如果可以站著會更好。

平衡枕骨詳細步驟指南

1. 找到枕骨：

   ● 首先將拇指放在客戶的頭部背後中間，拇指呈水平或與地面平行，互相距離大約五公分，接著向下滑動，直到感覺到輕微的凹陷，然後是高點或突脊。（你應該要可以看到你的拇指，所以需確定你是把拇指放在頭髮外面。）在這個高點（也稱為枕骨脊）之後，拇指會發現一個較軟的空心組織。輕輕地按壓這個軟組織，要穩定地，直到你從下面感覺到脊狀部分（枕骨的骨頭）。檢查兩根拇指相對於彼此是否處於相同的高度。確定你的眼睛與拇指處於同一水平，這樣你才可以準確地判斷水平（是否平衡，還是不平衡）。再次重複這種測量技術幾次，直到你覺得舒適。如果拇指呈水平，那很好；如果沒有，請注意是哪根拇指較高，並進行步驟2。

2. 水平對齊枕骨：

   a. 將拇指留在它們的位置，並使用標準的輕觸，使手掌和手指包夾在頭的兩側及耳朵。導引量子觸療能量，枕骨通常在幾分鐘內就會平衡。這將可校正枕骨的高度或水平。

   b. 使用與第一部分相同的步驟，檢查拇指的深度。一側比另一側更「深入」嗎？如果你看到這個狀況，表示有旋轉。為了校正這個問題，將每隻手放在頭頂的兩側（把它們放在顱骨上），選擇一

個能量會合的區域，並發送能量。感覺完成後，重新檢查枕骨的高度及深度。這種校準發生得很快：我曾經只是將手放在要工作的區域，枕骨就發生平衡行為。這對我來說一直是讓人驚奇的。

3. 平衡肩胛骨：

a. 找到肩胛骨的內邊界（內側或椎骨邊界），將手指或拇指沿邊緣向下滑動，直至到達底部。注意到最低點，並把你的拇指緊貼著這個點。

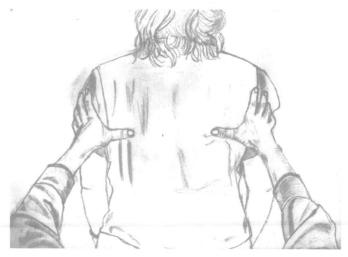

測量肩胛骨的水平

b. 兩根拇指有在同一高度嗎？如果它們是水平的，就表示不需要任何改變；如果不平衡，選擇一個點並發送能量，使其變得水平。

這個技術有利於平衡肩膀。

4. 調整胸骨及鎖骨連接處：

> ❖請注意❖
>
> **這會使呼吸更自由、更容易。**

a. 在鎖骨連接著胸骨處，有一個突起。這個凸起位於鎖骨骨骼本身，並且被發現是在胸骨切跡旁邊。這個「突起」的突出程度因人而異，但每個人都有。有時找到這個位置會有點困難，但經由一些練習，你會開始變得熟練。

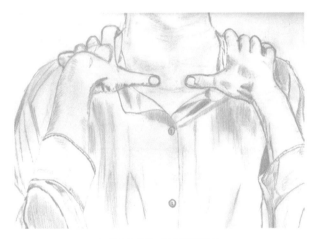

平衡胸骨及鎖骨連接處

b. 將兩根拇指放在同一直線上，並與地面對齊。把拇指指腹放在這個突起上，看看兩根拇指相對於彼此是否處於相同的高度。如果不是，選擇一個點，並發送能量來平衡這一區域。

5. 請記住：任何可以測量並成對的點，都可以被對齊或平衡。

創造屬於你自己的技術

當你與不同的客戶合作時，請記住：U-NAN圖案可處理90%或更多的療癒工作。這意味著沒有必要用圓球包圍U-NAN圖案，並添加其他顏色。讓U-NAN圖案做它的工作（這是在提供任何需要的顏色），放鬆並享受能量的提供，為自己說「U-NAN」。但有時候，你會覺得需要創新。

例如，如果你為客戶執行12色彩冥想，並注意到有一種顏色或多種顏色會導致客戶的系統發生很大變化，那麼，你可以選擇（特別是如果這是一個困難的情況）將圓球放在U-NAN圖案周圍，並依你自己的設計，在圓球內或其周圍選擇特定的顏色。或者另一個例子是，如果你的客戶有某種病毒感染，並且他們似乎未對療癒工作有所回應：

1. 使用U-NAN圖案，並將其放在圓球內。通常會有三種顏色圍繞U-NAN圖案，或以某種方式與其進行交互作用。顏色的選擇可以是預先計畫或依靠直覺。注意你的結果。在這個例子中，有一些顏色似乎一直因病毒問題而浮現，通常是銀色。將銀色與U-NAN圖案一起放在圓球中，設定好後，就不要再理它。或者如果你正在處理其他問題，在發送／說出12種顏色後，你可能會發現黃色及洋紅色被強烈引出——將這些顏色放入圓球中。

2. 發送能量到圓球中的U-NAN圖案。任何其他需要的顏色將由U-NAN圖案所創造。銀色（或洋紅色或黃色）現在已被啓動，它會做最好的工作。

> ❖請注意❖
>
> 為什麼是銀色（骨頭及結締組織的顏色等）對病毒及細菌感染有好處？這是實驗所發現的，並且因為膠體銀經常運用於這類型的問題而得到支持的理由。此外，銀色在能量工作中，至少還表現出超出金屬顆粒本身的振動影響。

請實驗並比較結果。我發現，任何最簡單又可能使用的方法，就是最好的方法。如果我沒有得到任何改變，或者結果產生很慢，我會修改我所使用的模型，並盡可能地獲得更多的能量感覺。這仍然由客戶來決定是否有變化，但如果我有工具加上敏銳度來注意到所發生的情況，我將盡可能地調整我的模型以獲得最佳結果。將這一切都付諸實驗及遊戲中。關於我向你所呈現的一切，沒有什麼是神聖不可侵犯的。這些都只是模型而已，經由經驗，我發現它們的工作表現非常好。你也可以創造出非常有效的方法，所以請在工作時，邊做邊玩。

下面的舉例說明，是有人主動發揮，並發現似乎對所有人都很好用的技術。

有用的技術分享

（這項技術是由克里斯欽・布拉克特所創造。）

我一直在使用「幸福圓球」技術，大約有一年半的時間。這是發展直覺、第三眼及對使用這兩者具有信心的強大練習：

1. 與你的客戶舒適自在地坐著。告訴他們，你會發送遠距療癒能量到他們的全身，他們應該放輕鬆，並讓此過程和經驗自己去發展。完全不要問客戶任何問題。不要用線索或提示去汙染、影響這個經驗，因為這是沒必要的。

2. 雙手呈杯狀，使用遠距療癒技術，想像並具象化雙手之間有一顆圓球，雙手的能量在此圓球內會合。想像並具象化客戶在此圓球內。

3. 用意念或要求（向內心）看到客戶在最終幸福的獨特表現及經驗，他們完全連結並超凡（transcendence）的個人經驗。允許任何圖像的出現及處理，並且不加以批判。它可能是客戶漂浮在幸福空間裡的圖片，或是用天使的翅膀在飛行，騎著馬兒，或採蓮花坐姿並面帶瑜伽修行者的笑容。它可能是一個符號，諸如水、花或太陽。不要懷疑圖像的來源。

起初我以為我是在投射形象，發送幸福能量給客戶，然後人們開始說他們感覺到我所看見的（翻滾、飛行等）。我想：「哇！我在發

送這些經驗！」然後，我開始看到意想不到之事，對我自己而言，我不會將它與「幸福」相連結。我的第一個警醒事件是「看到」某人的背被鉤子吊起來，血滴到了地上，他對著天空痛苦地哭泣。當我詢問客戶關於美洲原住民的連結時，他告訴我，他是一位轉世的薩滿巫師，我看到的儀式是他完全釋放並與神的能量連結的象徵。我並不會自己選擇這個形象，所以我開始更加注意。

現在已經很清楚的是，這項技術創造了一個達致客戶個人最高靈性及幸福表現的窗口。我已經開始指導研習會的學生，在我們非常全面性的遠距療癒練習中來實驗。結果是絕對的驚人。幾乎無一例外，學生可以直接進入這個連結。接收者感受到上升的、幸福的、連結的感覺，並在很多情況下，他們經歷自發性身體和情緒的療癒。在經驗過後，詢問療癒師看到的影像及符號，對客戶幾乎是百分之百的準確或具有意義。對首次學習者即有如此大的成功率，這種技術值得更詳盡地觀察。這個練習有很多好處：你可以開發你的直覺和第三眼的能力，你用意念促進非常有效的、美好的幸福，同時啟動客戶內在明顯的療癒力。

幫助緩解肌纖維疼痛症與慢性疲勞綜合症

當你發送能量時，請聚焦在第一及第二頸椎的椎體。使用這兩個椎體，一次一個，作為能量的焦點。這已經有很不錯的、一致性的回饋，表明這能緩解肌纖維疼痛症。很多人的症狀消失，多年的痛苦已經不再是問題了。有些客戶在一個療程後立即得到緩解，其他人則表示需要接受一系列的療程。可能因為這個問題的嚴重性與存在時間不同，這似乎沒有一般普遍的變化，而是個別差異性的反應。

以下是一個人對於這種方法的描述：

我患有肌纖維疼痛症約十五年，這些年來有多次緩解及加劇時間。每次復發後，就會出現不同的症狀，為醫生、家人和我自己造成令人沮喪的時刻。我最近的發病使我無法正常運作兩個月。因為這次發病是神經性的，以致我無法開車，每次下床時都感到頭昏眼花。我有一位朋友的妻子建議我試試量子觸療，所以我瀏覽了這個網站，並下訂單買書。經過所有測試和檢驗（包括MRI）都呈陰性，我的脊骨神經醫師建議顱骨—生物（Bio-cranial）療法，他認為我的顱骨夾著神經。我收到了這本書，並選擇嘗試這個方法。我與丈夫從書中學到了能量—流動的方法，他多次替我療癒。第三次（大多數療程都超過一個小時）是「治癒」的療程。我的頭在療程中向前傾斜。我從不知道自己的頭是如此地

向後傾。然後我感覺到頭殼裡的骨頭四處移動。整個身體的反應就是能量的流動感，因為阻礙被釋放了。那是八月底的事。我現在比以往任何時候都更強健，而且經常療癒別人。附註：美國醫師協會發現，肌纖維疼痛症是由腦幹壓力所引起的（這是我不斷接受整脊療癒的推論）。整脊療癒是從左到右進行調整，但無法明顯地前後調整。

這些只是一些當人們嘗試及了解這項工作會發生什麼的例子。「我們站在巨人的肩膀上」，透過在這項工作上創造及遊戲，讓我們學習與成長。我鼓勵你繼續在此項工作中玩樂並發展。

其他療癒師都不斷提出新的想法，並經常被討論和試驗。這些技術許多都在量子觸療網站的留言板 ❶ 上。這是一個非常好的地方，可以了解人們正在使用的最新想法，以及提出關於這項工作的問題。

我們希望這項工作能夠不斷地成長、發展及改變。所有的想法和技巧，本來就只是個想法。這是我們所接收的泉源，是我們最深切的願望，讓你邊做邊玩。由於這個過程，我們都被允許在其中成長茁壯。

---

❶譯註：留言板現已停用。

名詞解釋

容許（Allowing）：一種感覺無限或無止境的心理狀態或覺知。它允許一個療癒師暫停個人限制的觀點，運行能量並同時進入這個「狀態」中。

擴增（Amping up）：見「擴增」。

擴增（Amplification）：將外部脈輪（八至十二）帶入體內，然後同時渦旋所有十二個脈輪的行為。這將開啟能量的流動，使其達致更高的振動頻率。

阻礙模式（Blocked pattern）：對特定點發送或提供能量，但似乎沒有到達該處，或被阻止到達那裡。

中脈（Central Channel）：存在於身體中心的通道。它從會陰底部延伸到頭頂。它位於脊椎前面，允許整個身體的能量通過。它的直徑略小於四公分。

脈輪（Chakra）：與身體相互連結的能量交會點或空間。其形狀可以用多種方式描述，包括（但不限於）：球體、在身體中相遇的雙端圓錐體，以及根據脈輪的各種不同觀察而有許多不同的幾何形狀。

維度、層次（Dimension）：在某層面存在的事物，似乎描述了某些

眞相。生活在這個星球上的行爲是存在於一個維度，人們在這個星球上會將某一些規則視爲眞理。在其他層面存在的事物，並不一定會符合這些眞理。

彈性光能繃帶（Elastic Light Bandage）：由銅、銀及金色組成的網絡或編織圖案所形成的能量或意念圖像，圍繞著已經接受能量療癒的區域。它對包裹的區域提供支持並幫助集中療癒。

能量的幸福藍圖（Energetic Blueprint of Well Being）：見「MBS 整合冥想」。

能量會合（Energy meeting）：從雙手發出能量，將能量指向特定位置，以使其在此會合的行爲。

能量會合並開展（Energy meeting and becoming）：來自能量在特定位置會合的結果。一旦會合後，能量的會合點似乎開展起來，從這個「會合位置」放射能量，然後流經遍及客戶的身體。

同頻化（Entrainment）：兩個或多個物體或生物，以相似的速率或頻率發生共鳴的行爲。

肌纖維疼痛症（Fibromyalgia）：一個特定身體症狀的醫學名詞，包括但不限於：持續的非特異性身體疼痛和全身疲勞。它也與傳遞神經訊號的腦化學物質之異常數值有所關聯。

昆達利尼、拙火（Kundalini）：這個名詞通常與重要的生命力能量

相關，印度教徒相信它位於脊椎基底，處於休眠狀態，直到它被啓動
爲止（例如透過瑜伽），用於尋求啓蒙。

生命力橢圓（Life Force Ellipse）：12色彩冥想中列出的每種顏色都
是橢圓形。它是一個三度空間形狀，非常像一個兩端延長的球體。每
個橢圓代表特定頻率的振動，對個人的系統具有特定的影響。有關詳
細資訊，請參閱內文「12色彩冥想」（見第二章）。

曼陀羅（Mandala）：一種幾何或圖案的設計（盛行於東印度宗
教），通常圍繞在一個圓圈之中，代表整個宇宙。它用於佛教和印度
教的冥想及儀式。

MBS整合冥想，精神─身體─心靈整合冥想（Mind-Body-Spirit
Integration Meditation，MBS Integration Meditation）：與呼吸模
式及特定顏色序列相關聯的特定冥想方法。見「12色彩冥想」。

異界維度、層次（Other dimensions）：被認爲是我們周圍正常世界
振動之外的維度、層次。

感知能量（Perceiving energy）：在直覺層面上，透過五種身體感覺
之一及了解能力來感知的行爲。從一個完全不同的理解水準，來注意
一般正常事物以外並解釋這些資訊的經驗。

會陰（Perineum）：身體上在肛門及生殖器之間的解剖區域。

夾帶能量（Picking up energy）：當療癒師同頻化到客戶的振動時，

會發生這種情況。這並不意味著你開始得到客戶的問題，而是表示你可能會在短時間內經歷客戶的症狀。通常而言，會在情緒上表現，儘管有時也可以是身體上的症狀。當這種情況發生時，用更快的速度來掃描及呼吸。

能量高原期（Plateau）：是一種能量流動強度不變的狀態。能量在一段時間後會增加達到高原期，並在當時的能量水平停留一段時間。這通常被認為是一種暫時的狀態。

三明治包夾法（Sandwiching）：將手或手指放在你發送位置的兩側或對側。

發送能量（Sending energy）：使用意念指引能量向某人或某些事物發送，並且掃描及呼吸以增加能量的流動。

設定好後，就不要再理它（Set it and forget it）：設定意念的行為，讓該意念或關注點隨後自己運作。例如，我在心智上在這個區域設定想法，然後就不再考慮我在那個位置所放置的東西，就只是繼續發送能量。

掃描—呼吸（Sweep-Breath）：感知肌動覺的身體感覺，在身體向上並穿過身體內部或外部的身體撫觸感：吸氣時從腳到頭部，呼氣時從頭部經過手臂到手上。

《道德經》（Tao Te Ching）：這是一本描述了八十一條對生命不同評論的書。簡短扼要，時而隱祕，它是透過一位受人尊敬、名為老子

的老師眼中，以中國爲觀點的世界觀。《道德經》書名的英文翻譯是「一本方法或路徑之書」（The book of the way or path）。

發音（Toning）：發出聲音（無論是語音的或無聲的），就好像它來自能量會合點。

三角定位（Triangulating）：以兩隻手或手指作爲三角形的兩個頂點，並將你發送能量的區域定位成三角形上的另一頂點的想法。如果畫在一張紙上，這三點會形成一個三角形。這是一個很好的方式，可用來處理客戶可能拒絕你碰觸身體（因爲個人界線問題），或者該區域可能對實際的觸覺太敏感，例如某種傷口。

真我，真實自我（True Self）：是人的一部分被定義爲無所不在的、無爭議的靈魂，而且對這個靈魂的探訪是不受限制的。我們的「真正自我」就是當我們存在於作爲一個更完整的人時，我們是什麼。當我們沒有在任何層面的衝突時，我們也可以向別人展示或體驗自己處於幸福的狀態。這允許我們與更多的自我「存在」連結在一起。探訪我們這部分內容的能力，取決於不以自己的方式去擋自己的路（疑問、懷疑、或阻止自己體驗完整性或整體性）。自我抵抗的這一部分，可能是一種有意識或無意識的分離行爲。當我們容許自己進入這個「真實自我」時，生活（或我們對它的經驗）便成爲一種流動，而不是阻力。

12色彩冥想（12 Color Meditation）：用12種可達到最佳健康的顏色來充滿並飽和自己的做法。這個冥想每天要進行兩次，相隔十二個

小時。也稱MBS整合，能量的幸福藍圖，接收及容許。

U-NAN圖案（U-NAN pattern）：由四顆彩色球及三根柱子組成的三角形符號或圖案。中心球是白色的，比其他球大一點，剩下的三顆球分別是藍色、洋紅色和黃色。柱子是銅、銀及金色。白色球以三角形幾何圖案連接這些球的中心。位於三角形的每個頂點是彩色球之一。連接球的柱子是金屬色棒。

振動（Vibrations）：在我們的觀點上，這被定義為在療癒客戶時，手中感覺的某種變化。這些感覺會隨著時間而改變，你可以把它描述為一個能量的振動或變化。因為我們要解釋這個資訊，且因為資訊是由頻率所組成，所以我們稱之為振動。

國家圖書館出版品預行編目（CIP）資料

彩光量子觸療：12色彩冥想，療效擴大再升級！/艾倫‧
哈利葉（Alain Herriott）著：林時維譯. -- 二版. -- 臺北
市：橡實文化出版：大雁出版基地發行，2023.11
　　面；　公分
　　譯自：Supercharging quantum-touch : advanced
　　techniques
　　ISBN 978-626-7313-54-1(平裝)

1.CST: 另類療法　2.CST: 健康法　3.CST: 能量

418.995　　　　　　　　　　　　　　　　112013994

BH0035R

彩光量子觸療：
12色彩冥想，療效擴大再升級！
Supercharging Quantum-Touch: Advanced Techniques

本書作者不具執業醫師資格，書中內容僅供作輔助之用，無法取代專業醫師的建議與診斷。如果
您對健康狀況有所疑慮，請諮詢專業醫師的協助。

作　　　者　艾倫‧哈利葉（Alain Herriott）
譯　　　者　林時維
責任編輯　田哲榮
協力編輯　劉芸蓁
封面設計　黃聖文
內頁構成　歐陽碧智
校　　　對　蔡昊恩

發 行 人　蘇拾平
總 編 輯　于芝峰
副總編輯　田哲榮
業務發行　王綬晨、邱紹溢、劉文雅
行銷企劃　陳詩婷
出　　　版　橡實文化 ACORN Publishing
　　　　　　地址：231030新北市新店區北新路三段207-3號5樓
　　　　　　電話：02-8913-1005　傳眞：02-8913-1056
　　　　　　網址：www.acornbooks.com.tw
　　　　　　E-mail信箱：acorn@andbooks.com.tw
發　　　行　大雁出版基地
　　　　　　地址：231030新北市新店區北新路三段207-3號5樓
　　　　　　電話：02-8913-1005　傳眞：02-8913-1056
　　　　　　讀者服務信箱：andbooks@andbooks.com.tw
　　　　　　劃撥帳號：19983379　戶名：大雁文化事業股份有限公司

印　　　刷　中原造像股份有限公司
二版一刷　2023年11月
定　　　價　480元
Ｉ Ｓ Ｂ Ｎ　978-626-7313-54-1